Douleurs

compétences et rôle infirmiers

ÉDITIONS MED-LINE
12, rue du Texel - 75014 Paris
Tél. : 01 43 21 04 00
Fax : 01 43 21 05 00
E-mail : InLine75@aol.com

www.med-line.fr

Conception : Atelier Gérard Finel
Maquette : David Dumand

Malgré tout le soin apporté à la réalisation de cet ouvrage, il est possible qu'une erreur ou une coquille n'ait pas été corrigée à la lecture des épreuves. L'auteur et l'éditeur déclinent toute responsabilité quant aux conséquences qui pourraient en résulter.

DOULEURS : COMPÉTENCES ET RÔLE INFIRMIERS

ISBN-10 : 2-84678-076-5

ISBN-13 : 978-2-84678-076-6

Collection iFSi Med-Line
dirigée par Brigitte Peltier et Serge Perrot

Douleurs
compétences et rôle infirmiers

Frédérique Avet
Stéphane Avet
Frédérique Lacombe
Nicole Lunghi
Margarita Maille
Martine Theurin
Serge Perrot

MED-LINE
Editions

SOMMAIRE

Chapitre 11
PRISE EN SOINS DE LA DOULEUR AU COURS DES CANCERS 157

Chapitre 12
PRÉVENTION ET PRISE EN CHARGE DES DOULEURS INDUITES PAR LES SOINS 169

Chapitre 13
LES PROTOCOLES INFIRMIERS DANS LA PRISE EN SOINS DE LA DOULEUR 187

Chapitre 14
LES STRUCTURES DE PRISE EN CHARGE DE LA DOULEUR DANS LE SYSTÈME DE SOINS FRANÇAIS 201

INTRODUCTION

La douleur est la plainte principale des patients, et la prise en charge de ce symptôme est devenue une priorité pour tous les personnels soignants, en particulier les infirmières. De nouvelles lois ont mis en avant les responsabilités médico-légales des personnels soignants dans ce domaine (Art R4311-2, R4311-7) : « Désormais, dans le cadre de son rôle propre, le personnel infirmier doit évaluer la douleur sans prescription médicale et il est habilité à entreprendre et adapter les traitements antalgiques, dans le cadre des protocoles préétablis, écrits, signés et datés par les médecins. »

Cet ouvrage se situe donc dans les perspectives du nouveau rôle infirmier et des compétences nécessaires pour ce rôle, dans un grand nombre de situations, pour différents types de patients.

Ce livre couvrira les domaines suivants :

- la douleur et son évaluation par l'équipe infirmière ; comment faire circuler cette information pour une meilleure prise en charge des patients dans un chapitre intitulé « À l'écoute de la douleur de l'autre » ;
- la douleur dans différentes situations : en pédiatrie, en gériatrie, au cours du cancer, en post-opératoire, liée aux soins ;
- comment réaliser un protocole de prise en charge de la douleur dans un service : aspects théoriques, pratiques et exemples de réalisation ;
- vignettes cliniques pour illustrer le rôle infirmier dans ces différentes situations.

Un ouvrage qui, nous l'espérons, sera utile à l'exercice professionnel de chaque soignant, pour l'amélioration de la prise en charge de tous nos patients.

Les auteurs : ce livre est rédigé par une équipe d'infirmières et d'infirmiers spécialisés dans le domaine de la formation en IFSI et aidés par un médecin spécialiste de la douleur. La plupart des auteurs sont issus de l'Hôpital du Kremlin-Bicêtre (94) et de son IFSI.

Chapitre 1

QUELLES COMPÉTENCES DÉVELOPPER DANS LE SOIN INFIRMIER DE LA DOULEUR ?

Les auteurs de l'ouvrage, en fonction de leur expérience de soignants et de formateurs, ont élaboré ensemble les items suivants, relatifs aux compétences nécessaires à avoir en soins infirmiers pour la prise en charge de la douleur. Ces items ont pour but de servir de guide aux lecteurs, notamment en situation de formation pratique dans les services de soins.

Gageons que les compétences de prise en soin de la douleur proposées seront reprises dans le référentiel de compétences infirmières de soins en cours d'élaboration au niveau national.

1 ÉLABORER ET METTRE EN ŒUVRE UN PROJET DE SOINS INDIVIDUALISÉ

- Clarifier ses propres représentations de la douleur
- Réaliser une observation clinique et discerner les informations prioritaires
- Repérer les différentes composantes de la douleur
- Caractériser la douleur, ses mécanismes et rechercher sa cause
- Intégrer la collaboration interdisciplinaire et le réseau du patient pour une efficience des actions de soins avec les différents partenaires de soins
- Réaliser par une démarche structurée des entretiens d'évaluation de la douleur
- Adapter les outils (échelles, questionnaires) d'évaluation de la douleur à la situation du patient douloureux (ex : le patient endormi ou inconscient)

- Prévoir des stratégies évolutives par l'anticipation de la prise en charge au regard des connaissances
- Développer des outils de transmission précis au sein de l'équipe

2 METTRE EN PLACE UNE VÉRITABLE CONDUITE DE SOINS RELATIONNELS

- Établir une relation favorisant le partage de la douleur et l'écoute de la plainte du patient
- Développer une relation spécifique en tenant compte du profil du patient (ex : patient inconscient ou enfant en pédiatrie)
- Respecter la douleur de l'autre
- Explorer l'approche sociale, culturelle et psychologique de la douleur et ses retentissements
- Adapter les techniques de communication et d'entretien favorisant la relation de confiance, d'aide et de soutien au patient, ainsi qu'avec son réseau (partenariat soignant-soigné-entourage)
- Repérer ses propres limites à l'écoute de la douleur de l'autre
- Favoriser la transmission des informations en œuvrant dans le respect de la personne et la confidentialité

3 GÉRER LES ACTIVITÉS DE SOINS ET RÉALISER LES SOINS TECHNIQUES

- Gérer les priorités de soins en négociant des choix d'organisation
- Intégrer les droits du patient dans les procédures
- Mobiliser ses connaissances professionnelles
- Associer les techniques médicamenteuses et non médicamenteuses
- S'adapter aux techniques spécifiques (ex : P.C.A.) et se former en conséquence
- Appliquer les procédures, protocoles et recommandations liés à la politique de santé locale, nationale ou mondiale

- Assurer un suivi de la prise en soins de la douleur dans les situations de transfert ou de sortie du patient (ex : de réanimation en service d'aigu ou prise en charge par l'hospitalisation à domicile)

4 RÉALISER LES SOINS ÉDUCATIFS

- Expliquer la démarche d'évaluation et présenter les outils
- Favoriser l'adhésion du patient et de son entourage au projet de soins et à la compliance au traitement en le(s) sensibilisant à la « culture de la douleur »
- Expliciter l'intérêt des médicaments et de l'approche pluridisciplinaire
- Informer sur le suivi lié au traitement
- Favoriser le patient dans la gestion et / ou la maîtrise de sa douleur par l'acquisition de techniques non médicamenteuses

5 CONTRIBUER À LA VALORISATION ET À L'ÉVOLUTION DE L'EXERCICE PROFESSIONNEL

- Collaborer avec les personnes ressources de la prise en soins de la douleur
- Se former et contribuer à transmettre son savoir dans la discipline de la prise en soins de la douleur

Chapitre 2

« À L'ÉCOUTE DE LA DOULEUR DE L'AUTRE » POUR UNE PRISE EN SOINS INFIRMIERS ADAPTÉE

La douleur est une expérience insaisissable, subjective et personnelle, dont l'expression est variable selon les individus mais aussi les cultures, inscrite dans le corps et l'esprit. Dans ce contexte la prise en soins infirmiers de la douleur reste un défi, au cœur de la pratique de soins, alliant de nombreux savoirs : théoriques, pratiques, relationnels et procéduraux.

1 LES REPRÉSENTATIONS DE LA DOULEUR

1.1. La douleur implique et exclut

On ne peut distinguer « j'ai mal » de « ça fait mal » et « ça me fait mal », montrant la limite entre le personnel et l'impersonnel. La douleur, qui semble étrangère, demande à pactiser avec elle coûte que coûte. Le sujet se trouve impliqué comme existant dans sa douleur, elle lui est propre, et en même temps il se trouve exclu, car sa douleur peut être ou devenir insoutenable. Il reconnaît que la zone douloureuse lui est intolérable à supporter dans son corps et il souhaite l'expulser ; mais la problématique c'est qu'il ne peut l'exclure, il ne peut se quitter lui-même. Cette dualité est insurmontable et constitue une menace redoutable pour le sentiment d'identité. Exister depuis ce ou ces points de douleur est valable aussi bien pour les douleurs physiques que pour la souffrance morale.

En cela, la douleur est toujours vécue comme une expérience solitaire, avec une crise de l'altérité et une intensification certes ambivalente du sentiment d'exister : « je souffre-je suis ».

La douleur est alors le moment où il y a refus de la conscience d'assimiler cette expérience, car vivre la douleur c'est souffrir.

Pour David Le Breton, « le ressenti de la douleur est d'abord un fait personnel et intime qui échappe à toute mesure, à toute tentative de le cerner et de le décrire, à toute volonté de dire à l'autre son intensité et sa nature[1] ».

1.2. Le sens donné à la douleur

Avoir mal, c'est savoir qu'on a mal… et forcément se poser la question du pourquoi ? pourquoi maintenant ? jusqu'à quand ?…

L'analyse des différentes cultures montre qu'il existe une construction sociale et culturelle, avec des expressions et des rôles variables selon les civilisations. Certaines douleurs sont fondatrices, initiatrices, bien intégrées, d'autres sont étrangères à toute intégration culturelle ou sociale. La philosophie a peu accordé d'utilité à la douleur, comme expérience humaine. Les religions pour la plupart donnent un sens moral à la douleur. Le lien entre faute et souffrance est toujours vivace dans la conscience actuelle. La douleur peut aussi être attribuée à une intervention dirigée (sorcier, esprit, ancêtre, divinité), étant alors vécue comme une persécution.

La neurophysiologie de la douleur a permis de reconnaître ce qui lui est spécifique : voies de la douleur, neurotransmetteurs et territoires cérébraux. Elle a également montré la complexité de la douleur en tant qu'expérience à la fois sensorielle et émotionnelle. Actuellement, la douleur est perçue comme un accident, une expérience inutile et injuste. L'approche rédemptrice n'est plus au premier plan, et la douleur ne peut être envisagée comme une expérience utile. Dans les soins, il n'existe pas de douleur juste ou injuste, ni de bonne ou de mauvaise douleur.

Il n'existe que des douleurs plus ou moins acceptables en fonction de l'ébranlement qu'elles provoquent chez l'individu.

Car la douleur est extrêmement déstructurante ; elle altère toutes les dimensions de l'existence, c'est une agression du corps qui peut générer affolement et angoisse. La douleur est une véritable limite : corporelle ou psychique, aucune triche n'est possible, il faut soit la combattre, soit l'amadouer. Par sa récurrence, elle peut envahir l'esprit du sujet souffrant, menaçant l'individu

1. David Le Breton, *Anthropologie de la douleur*, Éditions Métailié, Paris, 1995, p. 38.

d'isolement et de souffrance morale. « Elle est une figure étrangère et dévorante qui ne laisse pas de répit et persécute de son incessante torture. L'individu se vit comme une maison hantée par la maladie ou la douleur[2]. »

2 LES DIFFICULTÉS RENCONTRÉES DANS LA PRISE EN SOINS

2.1. L'incommunicabilité de la douleur

La douleur est de l'ordre de l'incommunicable : elle relève d'une expérience personnelle et c'est le vécu de la chose qui fait sens, non un système de représentations ou d'arguments qui lui préexistaient. Chacun vit donc la douleur comme il peut et seule la personne souffrante est juge de sa propre douleur. La limite rencontrée, c'est la possibilité de dire son expérience spécifique avec un langage commun, ce dernier ayant tendance à banaliser et forcément réduire le sens profond de la douleur vécue. Parfois la douleur est sans voix, la personne ne trouve même plus les ressources pour témoigner, elle est dans l'incapacité d'exprimer, elle sombre dans l'ineffable.

2.2. La diversité des attitudes face à la douleur

Il est possible de définir deux profils d'individus, assez schématiquement, en particulier dans la douleur chronique :

- Les individus qui sont parvenus à trouver un équilibre et ont élaboré un rapport avec la maladie et la douleur et qui acceptent la confrontation ; ils s'adaptent donc à la situation avec plus ou moins de facilités.

- Les individus submergés par la douleur, qui se retrouvent souvent sans recours ni appui et pour qui souvent les thérapeutiques sont inefficaces, et se positionnent comme victimes.

Selon les cas, la douleur pourra être vécue comme une épreuve ou une violence (consentie et inévitable comme chez les sportifs de haut niveau), un fardeau, ou un martyre. Cependant, la réaction à la douleur n'est pas figée, l'individu peut avoir des ressources insoupçonnées, ou des faiblesses inattendues et ses réactions peuvent varier selon le contexte.

2. David Le Breton, *op. cit.*, p. 25.

Pour autant, la plainte du douloureux dépend aussi d'une lecture personnelle de son corps et nous devons accepter pour bien la prendre en charge de repérer son contexte socioculturel ; car il n'y a aucune différence dans le seuil de la douleur selon les différentes cultures, mais il y a des différences d'expression et de tolérance de la douleur.

2.3. Les représentations de la douleur par les soignants

Malgré les nombreux progrès sur la connaissance de la douleur et de ses répercussions, la douleur reste un phénomène difficile à appréhender pour le personnel soignant. La douleur est toujours vécue comme subie, et renvoie le soignant à ses propres limites, car il s'agit d'une expérience universelle.

Trois aspects principaux doivent être considérés par les soignants dans l'approche du patient douloureux :

▶ **Une difficulté de la prise en charge associée à « l'invisible »** : ni les marqueurs, ni l'imagerie ou d'autres examens performants n'objectivent la douleur, au contraire d'une hypertension affirmée par une mesure de pression ou d'une hyperglycémie définie par une mesure sanguine. La douleur existe selon deux modalités ; celle de l'individu qui doit la décrire et celle du soignant qui doit l'objectiver. Cette notion accentue la difficulté de compréhension car elle passe forcément par la mise en place d'une relation de confiance. Le savoir de la douleur ne suffit pas, il faut y superposer le savoir-entendre la douleur.

▶ **L'affect et le désir de « comprendre la douleur de l'autre », dans une approche empathique délicate.** Ce qui est possible plus directement, c'est d'entendre la douleur du patient, c'est-à-dire de favoriser un climat d'écoute et de réception. La douleur humaine est avant tout celle d'un sujet, elle ne se laisse pas objectiver ni mesurer par un autre que le sujet souffrant. Il est nécessaire d'introduire une approche qualitative par la parole et l'expression physique du sujet. La place de la famille et des proches doit être aussi prise en compte ; ils vivent la douleur de leur proche avec intensité, peuvent donner des indications utiles, notamment chez l'enfant, mais le patient peut aussi le ressentir comme une charge supplémentaire dans sa propre souffrance.

Lorsque les manifestations de la douleur sont trop intenses ou insoutenables, il n'est pas rare de retrouver des attitudes soignantes de détachement ou de fuite :
La proximité de la souffrance de l'autre représente une prise de risque pour chacun ; la confrontation à l'autre qui attend souvent de nous davantage que ce que l'on pense pouvoir lui apporter.

▶ **La nécessité de la réponse thérapeutique et le leurre de la douleur nulle** qui focalise l'attention des soignants, allant jusqu'à les mettre en position d'échec et de sentiment d'impuissance. Alors que pour une maladie, il est souvent possible de parler de rémission, de guérison, ces mots sont plus difficilement appliqués à la douleur chronique. La douleur chronique se gère plus dans le « vivre avec » que dans la solution. Dans le regard des soignants, la douleur de l'individu reste trop souvent au second plan, passant après la maladie.

3 LES RESSOURCES À DÉVELOPPER POUR UNE PRISE EN SOINS ADAPTÉE DE LA DOULEUR

La prise en soins de la douleur ne se fera que grâce à la juxtaposition d'une volonté politique et de mesures efficientes, de formation du personnel soignant et d'une dynamique individuelle et collective.

3.1. La politique de santé

Le plan de prise en charge de la douleur 2006-2010 confirme que la douleur reste une priorité avec la volonté d'interpeller les soignants dans leur ensemble et de favoriser les réseaux ville - hôpital pour assurer un suivi adapté au patient douloureux.

On confirme aussi le rôle des :

- Centres d'évaluation et de traitement de la douleur ;
- Infirmières référentes d'évaluation et de traitement de la douleur dans les hôpitaux ;
- Équipes mobiles qui peuvent aussi se déplacer dans les services, quand la prise en soins par l'équipe soignante devient inefficace ;

- Compétences en soins infirmiers, en cours de définition, indispensables pour bien définir le rôle et les objectifs de la prise en charge par l'équipe infirmière.

3.2. La notion de prise en charge pluridisciplinaire

L'approche a changé ces dernières années, évoluant d'une conception classique de la prise en charge de la douleur, proche de celle des approches de spécialité, à la constitution d'équipes pluridisciplinaires et interdisciplinaires.

L'approche peut associer des médecins spécialisés, des psychologues ou psychiatres, des infirmières, des kinésithérapeutes, des ergothérapeutes, des rééducateurs…

Pour le patient, confier sa douleur, son impuissance, sa faiblesse à quelqu'un, c'est être en mesure de lui témoigner une confiance. Aujourd'hui la technicité et le travail « protocolisé » ne sont pas toujours adaptés pour concilier cette approche éthique. La notion d'évaluation en équipe et pour l'équipe par des supports de transmission communs devient nécessaire pour une meilleure efficience.

3.3. La formation à la prise en charge de la douleur

Il est important que tous les soignants connaissent les bases physiopathologiques de la douleur, les techniques d'évaluation appropriées, et les prises en soins adaptées aux multiples situations rencontrées. Mais il n'est pas suffisant d'apprendre ce qu'est la douleur, il faut avoir une pratique, un savoir-faire, qui permettra au soignant, avec un savoir-être adapté, de pouvoir approcher au mieux la douleur du patient, la douleur de l'autre.

La formation des médecins et des infirmières en formation initiale est maintenant effective. Des diplômes universitaires sur la douleur sont proposés pour développer des compétences toujours actualisées, qui doivent suivre au plus près l'évolution des connaissances et des politiques de santé.

Chapitre 3

PRISE EN SOINS INFIRMIERS DANS LE DOMAINE DE LA DOULEUR : LES RÉFÉRENCES LÉGALES

Soulager la douleur est une obligation autant pour les personnels médicaux que paramédicaux. Les textes officiels concernant la prise en charge de la douleur ne se sont développés que depuis les années 1990, période où la douleur est enfin devenue un axe prioritaire de santé publique. Parallèlement, la place dévolue aux soins infirmiers a beaucoup évolué, autant dans le domaine du traitement, que de l'éducation ou de la participation à certaines structures spécifiques comme les CLUD (Comités de lutte contre la douleur). Dans ce chapitre nous aborderons les textes et références qui servent de cadre médico-légal à l'exercice des soins infirmiers dans le domaine de la douleur.

1 LES RÉFÉRENCES CONCERNANT L'EXERCICE INFIRMIER ET LA DOULEUR : LE DÉCRET PROFESSIONNEL

Le décret de compétence du 11 février 2002 relatif aux actes professionnels et à l'exercice de la profession d'infirmier a été abrogé et remplacé par le décret n°2004-802 du 29 juillet 2004.

Décret N° 2004-11-28-802 du 29 juillet 2004 relatif à l'exercice de la profession comprenant les articles suivants :

Article R4311-2

5° : « De participer à la prévention, à l'évaluation et au soulagement de la douleur et de la détresse physique et psychique des personnes, particulièrement en fin de vie au moyen des soins palliatifs, et d'accompagner, en tant que de besoin, leur entourage. »

Article R4311-3

« Dans ce cadre, l'infirmier ou l'infirmière a compétence pour prendre les initiatives et accomplir les soins qu'il juge nécessaires conformément aux dispositions des articles R. 4311-5 et R. 4311-6. Il identifie les besoins de la personne, pose un diagnostic infirmier, formule des objectifs de soins, met en œuvre les actions appropriées et les évalue. Il peut élaborer, avec la participation des membres de l'équipe soignante, des protocoles de soins infirmiers relevant de son initiative. Il est chargé de la conception, de l'utilisation et de la gestion du dossier de soins infirmiers. »

Article R4311-5

19° : « Recueil des observations de toute nature susceptibles de concourir à la connaissance de l'état de santé de la personne et appréciation des principaux paramètres servant à sa surveillance : température, pulsations, pression artérielle, rythme respiratoire, volume de la diurèse, poids, mensurations, réflexes pupillaires, réflexes de défense cutanée, observations des manifestations de l'état de conscience, évaluation de la douleur. »

Article R4311-7

« L'infirmier ou l'infirmière est habilité à pratiquer les actes suivants soit en application d'une prescription médicale qui, sauf urgence, est écrite, qualitative et quantitative, datée et signée, soit en application d'un protocole écrit, qualitatif et quantitatif, préalablement établi, daté et signé par un médecin. »

Article R4311-8

« L'infirmier ou l'infirmière est habilité à entreprendre et à adapter les traitements antalgiques, dans le cadre des protocoles préétablis, écrits, datés et signés par un médecin. Le protocole est intégré dans le dossier de soins infirmiers. »

Article R4311-12

« En salle de surveillance post-interventionnelle, il assure les actes relevant des techniques d'anesthésie citées aux 1°, 2° et 3° et est habilité à la prise en charge de la douleur postopératoire relevant des mêmes techniques. »

Article R4311-14

« En l'absence d'un médecin, l'infirmier ou l'infirmière est habilité, après avoir reconnu une situation comme relevant de l'urgence ou de la détresse psychologique, à mettre en œuvre des protocoles de soins d'urgence, préalablement écrits, datés et signés par le médecin responsable. Dans ce cas, l'infirmier ou l'infirmière accomplit les actes conservatoires nécessaires jusqu'à l'intervention d'un médecin. Ces actes doivent obligatoirement faire l'objet de sa part d'un compte rendu écrit, daté, signé, remis au médecin et annexé au dossier du patient. En cas d'urgence et en dehors de la mise en œuvre du protocole, l'infirmier ou l'infirmière décide des gestes à pratiquer en attendant que puisse intervenir un médecin. Il prend toutes mesures en son pouvoir afin de diriger la personne vers la structure de soins la plus appropriée à son état. »

En ce qui concerne la prise en charge de la douleur, le décret de 2004 a apporté peu de modifications.

LES MISSIONS DÉFINIES ACTUELLEMENT DANS LA DOULEUR POUR LES SOINS INFIRMIERS

1. Évaluation de la douleur :

Dans le cadre du rôle infirmier propre il faut mentionner dans le dossier de soins infirmiers les résultats de cette évaluation et les suites données à cette évaluation: maintien ou changement de traitement.

2. Intervention thérapeutique de l'infirmier sur prescription médicale :

L'intervention de l'infirmier peut se faire hors l'urgence selon une prescription médicale qui doit être écrite, datée et signée.

3. Rôle infirmier dans l'ablation de cathéters :

Il s'agit d'une modification depuis 2004 sur l'intervention de l'infirmier sur des cathéters périduraux, intra-thécaux ou placés à proximité d'un tronc ou plexus nerveux. À la différence du décret de février 2002, **l'infirmier est habilité à retirer ces cathéters.** Tel n'était pas le cas précédemment puisqu'il était juste fait référence à la notion d'injection.

4. L'intervention des infirmiers en fonction de protocoles préétablis :

L'article 7 du décret du 11 février 2002 énonce que *« l'infirmier est habilité à entreprendre et à adapter les traitements antalgiques, dans le cadre des protocoles préétablis écrits, datés et signés par un médecin. Le protocole est intégré dans le dossier de soins infirmiers ».*

2 LES RÉFÉRENCES CONCERNANT LE RÔLE INFIRMIER DANS LES ÉTABLISSEMENTS DE SOINS

2.1. Le code de Santé publique

Loi Neuwirth 1995 : « Les établissements de santé doivent mettre en œuvre les moyens propres à prendre en charge la douleur des patients qu'ils accueillent. »

Article L110-5 du code de Santé publique : «...Toute personne a le droit de recevoir des soins visant à soulager sa douleur. Celle-ci doit être en toute circonstance prévenue, prise en compte et traitée... »

2.2. Le code de déontologie médicale

Article 37 du décret du 6 septembre 1995, modifié le 21 mai 1997 :

« En toutes circonstances, le médecin doit s'efforcer de soulager les souffrances de son malade ».

2.3. La loi 2002-303 du 4 mars 2002

Loi relative aux droits des malades et à la qualité du système de santé :

Article L 1110-5 : « Toute personne a le droit de recevoir des soins visant à soulager sa douleur. Celle-ci doit être en toutes circonstances prévenue, évaluée, prise en compte et traitée. Les professionnels de santé mettent en œuvre tous les moyens à leur disposition pour assurer à chacun une vie digne jusqu'à la mort. »

2.4. La circulaire DGS/DH/DAS N°99/84 du 11 février 1999

Circulaire relative à la mise en place de protocoles de prise en charge de la douleur aiguë. Elle concerne les services hospitaliers, notamment les services d'urgences (cf chapitre « protocoles »).

2.5. La circulaire DHOS/E2 n° 2002-266 du 30 avril 2002

Circulaire relative à la mise en œuvre du Programme national de lutte contre la douleur 2002-2005 dans les établissements de santé précise, entre autres, la conduite à tenir pour la mise en place de protocoles de prise en charge de la douleur : « ils permettent notamment aux infirmiers d'intervenir sans délai, de personnaliser la prescription et d'utiliser des procédures reconnues pour leur efficacité. Ils sont considérés comme des prescriptions anticipées ou des conduites à tenir. Les domaines prioritaires devant donner lieu à la mise en place de protocoles concernent notamment la prise en charge de la douleur provoquée avant, pendant et après la réalisation de soins potentiellement douloureux (soins d'hygiène et de confort, rééducation), d'actes invasifs (ponction, biopsie, pansement douloureux) et de chirurgie ».

2.6. La loi du N°2004-806 du 9 août 2004

Loi relative à la politique de santé publique : Texte N°4 du JO N°185 du 11/08/04 relatif à la prise en charge de la douleur.

3 LES PLANS DE LUTTE CONTRE LA DOULEUR ET L'ÉLABORATION DE LA PRISE EN CHARGE DE LA DOULEUR DANS LES ÉTABLISSEMENTS DE SOIN

3.1. Les recommandations de l'ANAES

En 1997, l'ANAES (Agence Nationale pour l'Accréditation et l'Évaluation de la Santé, remplacée depuis 2005 par l'HAS, Haute Autorité de Santé), organise une conférence de consensus sur la douleur post-opératoire chez l'adulte et l'enfant, suite à l'intérêt qu'y portent les sociétés savantes.

Elle publie également des recommandations sur la prise en charge de la douleur.

En 2004, dans le cadre des procédures obligatoires d'accréditation des établissements de santé, l'ANAES publie des critères permettant d'évaluer la prise en charge de la douleur dans les établissements (Référence 32, sur la douleur).

LES RECOMMANDATIONS ANAES : 2e PROCÉDURE D'ACCRÉDITATION DES ÉTABLISSEMENTS DE SANTÉ, SEPTEMBRE 2004

Référence 32

La douleur est évaluée et prise en charge.
Il s'agit de la douleur aiguë et/ou chronique, physique et/ou morale.

32.a. Une concertation est organisée entre les professionnels pour améliorer la prise en charge de la douleur selon les recommandations de bonne pratique.
Le rôle du CLUD et des référents est important dans la prise en charge de la douleur.

32.b. Le patient est impliqué et participe à la prise en charge de sa douleur, sa satisfaction est évaluée périodiquement. Pour certains patients, il est nécessaire d'impliquer également l'entourage et d'évaluer sa satisfaction (pédiatrie, réanimation, oncologie, psychiatrie, etc.).

32.c. Les professionnels sont formés à la prévention, à l'évaluation et à la prise en charge de la douleur.
La formation porte notamment sur l'évaluation de l'intensité de la douleur à périodicité définie à l'aide d'échelles validées. Les échelles adaptées sont utilisées, y compris dans certains groupes de patients tels que les nouveau-nés et les personnes âgées ayant des troubles de la communication verbale.

32.d. La disponibilité des traitements prescrits est assurée en permanence.

3.2. Les plans de lutte contre la douleur

3.2.1. Le plan triennal 1998/2001 de lutte contre la douleur préconisait diverses mesures à l'origine de plusieurs circulaires[1]

On retiendra :

- l'obligation d'évaluer la douleur,

1. Circulaire DGS/DH N°98/586 / Circulaire DGS/DH/ DAS N°99/84

- la création des Comités de lutte contre la douleur (CLUD),
- la notion de prise en charge et collaboration pluridisciplinaire,
- l'élaboration de protocoles de prise en charge de la douleur aiguë,
- le renforcement des formations des personnels soignants médecins et infirmiers,
- le développement de l'information du patient,
- la simplification des prescriptions des morphiniques.

Le CLUD est mis en place dès 1998. Il a permis de coordonner et d'orienter la formation des professionnels de santé adaptée à la réalité de la prise en charge de la douleur dans chaque établissement. D'affirmer à l'intention des malades l'engagement de l'hôpital dans la prise en charge de la douleur. De plus, il a été un facteur favorisant l'élaboration et la mise en place des protocoles.

3.2.2. Le plan triennal 2002/2005 énonçait comme priorités nationales :

L'amélioration de la prise en charge : de la douleur chronique et rebelle de la souffrance en fin de vie, de la douleur provoquée par les soins et la chirurgie, de la douleur de l'enfant, de la migraine.

Cinq objectifs avaient été définis :

- Associer les usagers pour une meilleure information ;
- Améliorer l'accès du patient souffrant de douleurs chroniques à des structures spécialisées ;
- Améliorer l'information et la formation des personnels de santé ;
- Conduire les établissements de santé à s'engager dans un programme de prise en charge de la douleur ;
- Renforcer le rôle infirmier notamment dans la prise en charge de la douleur provoquée.

3.2.3. Le plan 2006/2010 insiste sur 4 axes :

- Améliorer la prise en charge de la douleur des populations les plus vulnérables, et plus particulièrement les enfants et adolescents, les personnes handicapées, âgées et en fin de vie. La douleur psychologique est mise en évidence.

- Renforcer la formation pratique initiale et continue des professionnels de santé.
- Améliorer les traitements médicamenteux et les méthodes non pharmacologiques en termes de sécurité et de qualité.
- Structurer les filières de soins en décloisonnant l'organisation régionale de la prise en charge de la douleur chronique.

Ce plan 2006-2010 est articulé avec le plan cancer qui constitue une priorité nationale entre autre dans la prise en charge de la douleur physique et de la souffrance morale.

4 EN CONCLUSION

Depuis 1991, de grands progrès ont été accomplis, et le cadre juridique et légal a su s'adapter, se modifier pour permettre une meilleure prise en charge de la douleur de nos patients. Ce qui auparavant était une autorisation interne du chef de service devient une autorisation législative. Dans le code de Santé publique, la prise en charge de la douleur par l'infirmière fait maintenant l'objet d'un article à part entière sur l'adaptation d'antalgiques dans le cadre de protocoles préétablis. Ainsi les lois ont su accompagner les changements importants de la prise en charge de la douleur mais aussi de l'exercice de la profession infirmière. Des évolutions voire des bouleversements vont encore apparaître dans ces domaines, et nous l'espérons, ils seront accompagnés par de nouveaux cadres légaux tout aussi pertinents.

Chapitre 4

PEUT-ON COMPRENDRE L'ÉNIGME DE LA DOULEUR ? PHYSIOPATHOLOGIE DE LA DOULEUR

La douleur est un symptôme majeur, dans la plupart des maladies, et c'est une expérience avec laquelle tous les soignants sont confrontés quotidiennement. Les douleurs sont souvent liées à des lésions organiques mais il n'existe pas forcément de relation entre une lésion corporelle et l'apparition d'une sensation douloureuse. Certains patients se plaignent de douleurs intenses sans que l'on trouve de lésions organiques importantes, à l'inverse des lésions parfois majeures peuvent ne pas induire de sensation très douloureuse chez certains patients. Ainsi, il est fondamental de connaître la physiopathologie de ce symptôme que chaque soignant sera amené à rencontrer et prendre en charge.

DÉFINITION INTERNATIONALE DE LA DOULEUR : International Association for the Study of Pain (IASP 1986)

« La douleur est une expérience sensorielle et émotionnelle désagréable associée à un dommage tissulaire présent ou potentiel, ou décrite en termes d'un tel dommage. »

La douleur est donc toujours une histoire individuelle, personnelle, subjective. C'est une expérience de vie désagréable où se mêlent quatre composantes indissociables : sensori-discriminative, affectivo-émotionnelle, cognitive, et comportementale. Comme toute expérience personnelle, il est difficile de la partager, de la faire comprendre, c'est ce qui fait toute la difficulté de son évaluation et de sa prise en charge.

QUELQUES DÉFINITIONS INDISPENSABLES

- **Allodynie :** douleur provoquée par une stimulation habituellement non douloureuse.
- **Hyperalgésie :** accroissement excessif de la sensibilité aux stimulations douloureuses.
- **Hyperesthésie :** accroissement excessif de la sensibilité.
- **Hyperpathie :** réactions excessives et sensations à retardement faisant suite à un stimulus (en particulier s'il est répétitif).

1 BASES ANATOMIQUES ET PHYSIOLOGIQUES DE LA DOULEUR

Schéma simplifié des voies de la douleur

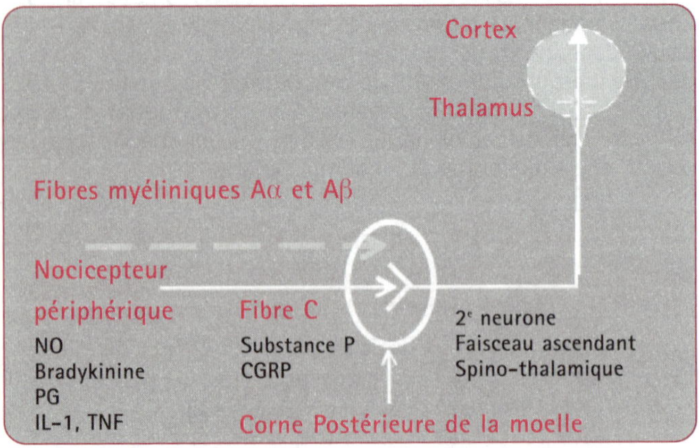

1.1. Les mécanismes périphériques = le premier neurone : douleurs par excès de nociception

La douleur peut être générée en périphérie par l'activation de récepteurs sous l'effet d'une inflammation, d'une pression, de modifications chimiques ou physiques (froid, chaud…).

Dans le cas d'une douleur liée à une activation périphérique des récepteurs, on parle de douleur par excès de nociception.

LES RÉCEPTEURS PÉRIPHÉRIQUES DE LA DOULEUR

- Fibres C amyéliniques essentiellement, présentes dans la peau, les viscères, les muscles, articulations (sauf le cartilage, non innervé)... Les fibres C constituent 90 % des fibres cutanées et presque la totalité des fibres viscérales. Ce sont des récepteurs à de nombreux stimulus (récepteurs polymodaux), qui conduisent l'influx assez lentement (2 m/sec).

- Fibres Aδ, peu myélinisées, conduisant l'influx nerveux plus rapidement (30 m/sec).

FACTEURS ACTIVANT LES RÉCEPTEURS PÉRIPHÉRIQUES DE LA DOULEUR

- **Inflammation :** prostaglandines, cytokines (Il-1, TNF...).

- **Lésion tissulaire :** ions hydrogène (H+), ATP...

- **Neuromédiateurs :** substance P, CGRP présents dans la fibre C qui sont libérés en périphérie. Les neuromédiateurs véhiculés vers la moelle transmettent le message douloureux. Lorsqu'ils sont libérés vers la périphérie, ils induisent le phénomène d'inflammation neurogène : vasodilatation, œdème, dégranulation des mastocytes, sans véritable inflammation.

1.2. Les mécanismes de la douleur dans la moelle épinière : le relais de la corne postérieure de la moelle

La corne postérieure de la moelle est un relais majeur dans la douleur, d'où va partir le deuxième neurone nociceptif. Pour certains c'est un centre de la douleur.

Les fibres Aδ venant de la périphérie se projettent vers les couches I et V de la corne postérieure de la moelle. Les fibres C se projettent vers les couches I, II et V.

LA CONVERGENCE VISCÉRO-SOMATIQUE SUR LA CORNE POSTÉRIEURE DE LA MOELLE

Les fibres issues d'afférences cutanées, musculaires et viscérales vont se projeter sur les mêmes zones des couches I et V de la corne postérieure de la moelle. Il y a donc une confusion dans le message douloureux : une douleur ressentie dans un dermatome peut en fait être liée à l'activation de récepteurs viscéraux se projetant sur la même zone (exemples de la douleur de l'infarctus du myocarde qui se manifeste par des douleurs du bras et de la mâchoire, ou des coliques néphrétiques qui se manifestent par des douleurs testiculaires).

1.3. Les voies ascendantes : le deuxième neurone

Après le relais fondamental présent dans la corne postérieure de la moelle, un deuxième neurone est impliqué dans les voies de la douleur. Le neurone va croiser la ligne médiane au niveau de la commissure grise antérieure pour emprunter les voies ascendantes antéro-latérales. Il s'agit essentiellement du système extralemniscal (voies spino-thalamiques et spino-réticulo-thalamiques).

1.4. Les relais centraux de la douleur

Les neurones nociceptifs des voies ascendantes antéro-latérales vont activer de nombreux centres cérébraux. Les neurones vont se projeter vers la formation réticulée, le mésencéphale, le thalamus. Ces derniers peuvent ainsi agir sur des régulations végétatives (contrôle cardio-vasculaire, régulations hormonales du stress...).

1.4.1. Un relais important : le thalamus

Le thalamus est un relais particulièrement important dans la transmission du message douloureux et l'on sait qu'un accident vasculaire touchant le thalamus peut être à l'origine de douleurs particulièrement intenses, dites douleurs thalamiques, souvent rebelles à un grand nombre de traitements médicamenteux.

1.4.2. Le cortex : perception de la douleur

Enfin, un grand nombre d'aires corticales vont être activées par le message douloureux. Les techniques d'IRM fonctionnelle et de TEP ont permis de montrer que le cortex somesthésique primaire et secondaire, mais aussi les cortex cingulaire et insulaire étaient activés. Tout cela concourt à l'apparition de la perception douloureuse.

1.5. Les systèmes de contrôle de la douleur :

La douleur est un symptôme que l'organisme essaie en permanence de contrôler, de réduire. Il existe des systèmes de contrôle en périphérie et venant des centres cérébraux.

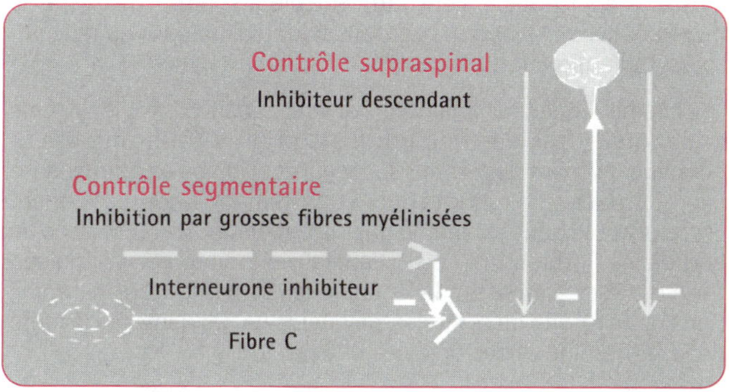

1.5.1. Le contrôle segmentaire : la théorie du Portillon (Gate-Control)

À chaque étage il existe un système de régulation, appelé régulation segmentaire.

Au niveau de la corne postérieure de la moelle se situe un relais synaptique très important où vont converger de nombreux neurones et interneurones. Ce relais est le lieu d'une première régulation, la régulation segmentaire. Les afférences segmentaires véhiculant le tact et la sensibilité superficielle (fibres myéliniques $A\alpha$ et $A\beta$, ainsi que les fibres $A\delta$) inhibent par un interneurone le message nociceptif véhiculé par les fibres C. Ce phénomène de régulation segmentaire s'exprime en particulier après un traumatisme lorsque l'on a le réflexe de frotter la partie atteinte. En frottant cette partie atteinte, il s'agit en fait de stimuler les grosses fibres myéliniques du tact inhibant le message douloureux dans la corne dorsale de la moelle pour limiter l'intensité et la durée de la sensation douloureuse.

Ce phénomène d'inhibition segmentaire est également utilisé en thérapeutique par les techniques de stimulation électrique transcutanée (TENS). Les appareils électriques de stimulation transcutanée reproduisent l'intensité et la fréquence des potentiels des grosses fibres myéliniques et vont inhiber l'activité incontrôlée des fibres C après une lésion périphérique.

1.5.2. Les contrôles descendants, les contrôles inhibiteurs diffus nociceptifs (CIDN) :

À partir du relais situé dans la corne dorsale de la moelle, le message nociceptif est ensuite véhiculé jusqu'au cortex par la moelle épinière, le long des cordons spinothalamiques ou réticulo-spino-thalamiques.

Le système régulateur venant des centres supérieurs est le système inhibiteur diffus descendant. Il s'agit d'un tonus inhibiteur permanent venant des centres supérieurs qui inhibe en permanence l'activité du système nociceptif. Ce système tonique permanent est renforcé lorsque s'exprime une sensation douloureuse dans un endroit de l'organisme : c'est l'analgésie induite par la douleur. Ces contrôles sont essentiellement exercés par le tronc cérébral. L'analgésie résulte de contrôles inhibiteurs descendants qui libèrent de la sérotonine et des opioides endogènes.

2 CLASSIFICATION DE LA DOULEUR : UNE DOULEUR UTILE ET UNE DOULEUR-MALADIE

Les mécanismes de la douleur sont très différents selon qu'il s'agit de douleurs aiguës ou de douleurs chroniques. Il est important de définir ce cadre car la prise en charge sera très différente.

2.1. La douleur aiguë

Elle est considérée comme une douleur « utile », car physiologiqement essentielle pour échapper aux dangers environnants (brûlure, piqûre...). En fait ce principe doit être abandonné, il n'existe pas de douleur utile, même pour suivre un patient en post-opératoire et dépister une complication. La douleur aiguë doit être traitée, de façon suffisante et appropriée, le plus souvent par des antalgiques puissants.

2.2. La douleur chronique

Lorsque la douleur se prolonge, devient chronique, de nombreuses conséquences surviennent qui peuvent devenir aussi importantes que la douleur elle-même.

Le cercle vicieux de la douleur chronique

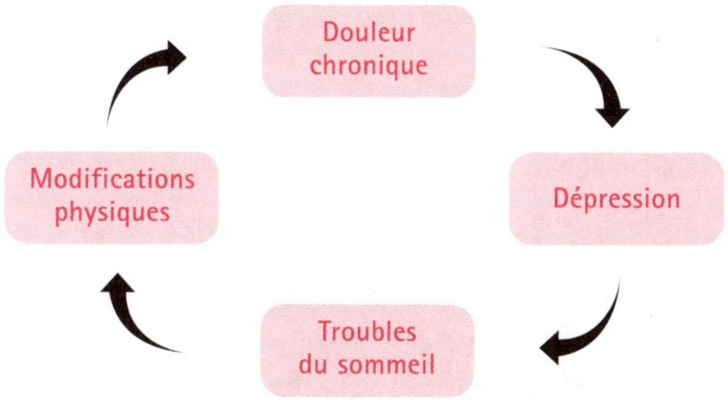

CONSÉQUENCES DE LA DOULEUR CHRONIQUE

- Altération de l'activité professionnelle, désinsertion
- Problématiques sociales
- Perturbations des relations conjugales et familiales des patients.
- Troubles dépressifs

Chez un douloureux chronique, les syndromes dépressifs sont fréquents et l'évaluation doit apprécier le contexte psychologique : il est parfois impossible de savoir si la douleur est secondaire aux troubles thymiques ou si les éléments dépressifs sont l'expression d'une douleur persistante, insuffisamment prise en compte.

Douleur :
deux symptômes distincts

Douleur aiguë → ALARME

Douleur chronique → MALADIE

3 LES DIFFÉRENTS MÉCANISMES DE LA DOULEUR

ON DÉCRIT CLASSIQUEMENT 4 TYPES DE DOULEUR

- Douleurs par excès de nociception
- Douleurs neuropathiques ou neurogènes (anciennement douleurs de désafférentation)
- Douleurs psychogènes
- Douleurs idiopathiques

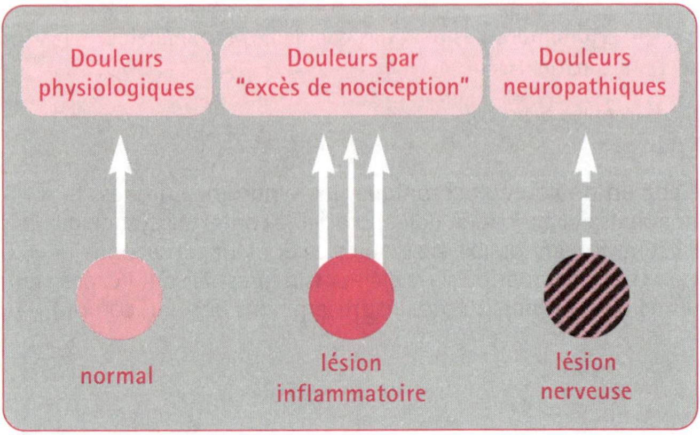

3.1. Les douleurs par excès de nociception

Les douleurs liées à l'excitation des récepteurs périphériques sont appelées douleurs par excès de nociception. Ce sont des douleurs en général assez bien localisées, bien identifiables par les patients. Ici, la douleur est générée par l'activation des récepteurs stimulés par des facteurs physiques (étirement, compression), des facteurs chimiques (substances pro-inflammatoires [cytokines, prostaglandines, monoxyde d'azote, pH acide du foyer inflammatoire]) et des facteurs thermiques (froid, chaud).

La douleur peut être liée à l'excitation de récepteurs situés en périphérie qui sont les nocicepteurs ou terminaisons libres des fibres sensitives C amyéliniques. Ces fibres sont présentes dans de nombreux tissus : peau, périoste, os, viscères, capsule articulaire... Par contre ces fibres sont absentes du cartilage. Ceci explique par exemple qu'il n'y ait aucun parallélisme entre le degré d'atteinte radiologique articulaire et l'intensité des douleurs dans l'arthrose.

3.2. Douleurs inflammatoires ou mécaniques ?

▶ **La douleur arthrosique est le prototype de la douleur mécanique.**
La douleur arthrosique est essentiellement liée à un excès de nociception. Elle correspond à l'activation de récepteurs nociceptifs localisés essentiellement dans la membrane synoviale, les ligaments, le périoste et l'os sous-chondral, le cartilage étant dépourvu de toute structure sensorielle.

▶ **Les douleurs inflammatoires sont représentées par les douleurs de l'arthrite, du cancer, des abcès...**
Lors d'une inflammation, de nombreuses substances libérées stimulent les fibres C : l'histamine, la bradykinine, les prostaglandines, et même certaines cytokines comme l'interleukine 1 ou 2. Enfin, les neuropeptides eux-mêmes comme la substance P ou le CGRP (calcitonin gene related peptide) contenus dans ces fibres sensorielles peuvent induire une réaction inflammatoire connue sous le nom d'inflammation neurogène, à l'origine d'un auto-entretien de la douleur locale. On connaît également le rôle de nombreuses autres substances excitatrices comme les acides aminés (glutamate) ou le monoxyde d'azote qui pourraient sensibiliser les nocicepteurs.

3.3. Les douleurs neuropathiques

À côté des douleurs par excès de stimulation des nocicepteurs, on trouve un groupe de douleurs, moins facilement identifiées, qui sont liées à une lésion du système nerveux central ou périphérique et que l'on appelle douleurs de désafférentation. Ce type de douleurs est plus récemment connu, le prototype étant les douleurs du membre fantôme (périphériques) et les douleurs thalamiques (centrales).

3.4. Les douleurs idiopathiques *(sine materia)*

Il s'agit en général d'un diagnostic d'exclusion : la description de la douleur faite par le malade est souvent riche, mais imprécise, variant avec le temps et ne permettant pas d'évoquer un cadre nosologique connu. Dans certaines situations douloureuses, la participation psychologique est particulièrement importante, c'est le cas des coccygodynies, glossodynies, céphalées de tension, fibromyalgies... Dans ces cas, ne s'attacher qu'au problème physique et ne vouloir l'envisager qu'avec une prise en charge médicamenteuse est une erreur.

4 LES DOULEURS INTRIQUÉES

Chez de nombreux patients, en particulier chez les sujets âgés, les différents mécanismes de la douleur sont souvent intriqués. Par exemple, la douleur articulaire très fréquente s'associe souvent à d'autres composantes douloureuses neurologiques ou vasculaires.

La topographie de la douleur est parfois trompeuse, la douleur pouvant s'exprimer à distance de la lésion en cause. Ce phénomène est lié à la convergence vers les mêmes neurones de la corne dorsale de la moelle de fibres nerveuses venant de territoires différents. On appelle ceci les douleurs référées ou projetées. Ainsi une douleur du genou peut parfois révéler une coxarthrose, une douleur abdominale peut être liée à une atteinte rachidienne.

5 LES INFLUENCES PSYCHOLOGIQUES

La douleur subit des influences multiples : l'état général, les activités physiques ou professionnelles, l'humeur du patient peuvent ainsi modifier la perception douloureuse. Ces éléments sont indispensables à prendre en compte dans l'évaluation de la douleur et de son retentissement (cf chapitre 5 - L'évaluation).

6 PLACEBO ET EFFET PLACEBO

Dans l'approche thérapeutique de tout symptôme, l'effet placebo est un élément important à considérer, lié autant à la relation médecin-malade qu'aux conditionnements et aux attentes de chacun des intervenants. L'effet observé d'un médicament est donc la somme de l'effet de la substance et de l'effet placebo. On estime d'ailleurs que plus un médicament est efficace, plus son effet placebo sera important.

L'effet traitement et l'effet placebo

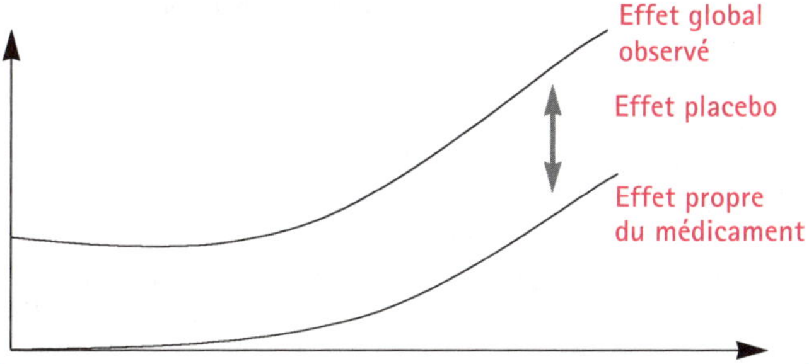

Dans la douleur, compte tenu de la subjectivité de cette expérience, le placebo et l'effet placebo sont des notions importantes à considérer, en évitant les préjugés et conclusions hâtives sur leur importance dans les différentes situations cliniques. Ils interviennent dans toutes les douleurs, qu'elles soient psychogènes ou non.

- L'effet placebo

Il s'agit d'un effet psychologique, physiologique et psycho-physiologique observé lors de toute approche thérapeutique, médicamenteuse ou non. Cet effet est indépendant du traitement administré.

- Le médicament placebo

Il s'agit d'un procédé thérapeutique donné intentionnellement pour fournir un effet positif chez un patient, mais qui est sans effet sur l'état pathologique traité.

L'efficacité d'un médicament placebo dans une douleur n'est pas la preuve d'une douleur psychogène, elle s'observe même lors de douleurs cancéreuses ou d'autres états sévères. Ceci ne doit pas être utilisé comme un test thérapeutique tendant à prouver une influence psychogène.

FACTEURS CONDITIONNANT L'EFFET PLACEBO

Dans la douleur, l'effet placebo est observé chez 35 % des patients en moyenne. Les facteurs qui conditionnent l'effet placebo sont les croyances du patient et du médecin, les attentes d'efficacité, l'empathie avec le soignant, dans une relation médecin-malade de qualité.

7 EN CONCLUSION

La douleur est un phénomène complexe situé au cœur de l'expérience humaine : point de convergence de l'organique et du psychique, c'est aussi la rencontre de l'expérience subjective, de la philosophie et même du sentiment religieux. Cette complexité explique que la prise en charge de cette sensation soit difficile. À la base de l'éthique de soins, la prise en charge de la douleur est enfin devenue un problème de santé publique d'actualité. La connaissance des nombreux mécanismes de la douleur et la compréhension du mode d'action des différents antalgiques et co-analgésiques devraient permettre de mieux prendre en charge les patients en utilisant des schémas rationnels adaptés à chaque douleur et chaque patient.

Chapitre 5

ÉVALUER LA DOULEUR POUR MIEUX SOIGNER

Comme nous l'avons vu au chapitre précédent, le Décret N° 2004-11-28-802 du 29 juillet 2004 relatif à l'exercice de la profession introduit différents articles qui mettent en avant l'importance de l'évaluation de la douleur dans la prise en soins de la douleur par l'équipe infirmière. Par ailleurs, l'OMS a défini en 2002 la douleur comme le 5e critère cardinal de l'examen clinique.

Cette évaluation nécessite de connaître les différents mécanismes de la douleur, les techniques d'évaluation adaptées à chaque cas, et les moyens de transmettre cette évaluation en équipe, pour une prise en soins optimale.

LES MISSIONS D'ÉVALUATION DÉFINIES DANS LE RÔLE INFIRMIER

Article R4311-2

« ...de participer à la prévention, **à l'évaluation** et au soulagement de la douleur et de la détresse physique et psychique des personnes, particulièrement en fin de vie au moyen des soins palliatifs, et d'accompagner, en tant que de besoin, leur entourage. »

Article R4311-5

19° : « Recueil des observations de toute nature susceptibles de concourir à la connaissance de l'état de santé de la personne et **appréciation des principaux paramètres servant à sa surveillance :** température, pulsations, pression artérielle, rythme respiratoire, volume de la diurèse, poids, mensurations, réflexes pupillaires, réflexes de défense cutanée, observations des manifestations de l'état de conscience, **évaluation de la douleur.** »

« À L'ÉCOUTE DE LA DOULEUR DE L'AUTRE »

Être à l'écoute de la douleur de l'autre, c'est avant tout « être en relation » avec le patient douloureux. Il s'agit d'écouter sa plainte, de l'entendre et d'y prêter suffisamment d'attention pour qu'une relation de confiance entre soigné et soignant puisse se construire. Au-delà de cette écoute essentielle, il va falloir objectiver cette douleur et donc procéder à son évaluation. Nous allons donc voir comment l'analyser en tenant compte de ces différentes composantes : sensori-discriminative, affectivo-émotionnelle, cognitive, et comportementale.

1 NOTIONS INDISPENSABLES AVANT D'ÉVALUER UNE DOULEUR

« La douleur est une expérience sensorielle et émotionnelle désagréable associée à un dommage tissulaire présent ou potentiel, ou décrite en termes d'un tel dommage. » (IASP 1986)

1.1. L'expérience unique de la douleur

1.1.1. La douleur = phénomène toujours subjectif

La douleur est un vécu purement subjectif, une expérience personnelle. Il n'y a pas lieu d'opposer les douleurs qui seraient réelles, objectives et les douleurs psychogènes, virtuelles. Dans tous les cas, le patient consulte pour une douleur, exprime une plainte douloureuse, il faut croire à sa douleur, puis l'interroger, analyser les différentes composantes (sensori-discriminative, affectivo-émotionnelle, cognitive, et comportementale que nous allons décrire plus loin) pour en connaître le mécanisme.

1.1.2. Douleur et émotions

Quel que soit le type ou la cause de la douleur, les influences psychologiques et émotionnelles sont importantes et modulent la présentation de la plainte, le comportement douloureux et le vécu du patient. Ceci se voit autant dans les douleurs liées à des lésions tissulaires connues que dans des douleurs psychogènes ou idiopathiques.

1.1.3. Douleur et nociception

La nociception est considérée comme une douleur liée à un phénomène lésionnel tissulaire identifié. On parle notamment de nociception chez l'animal. On ne parle pas de douleur chez l'animal.

1.1.4. Intensité douloureuse et lésions tissulaires

Il n'existe aucun parallélisme entre l'intensité de la douleur et les lésions tissulaires sous-jacentes. Il est fondamental d'expliquer aux patients que l'intensité de leur douleur ne signifie pas qu'il existe des lésions graves ou évolutives.

1.1.5. Douleur et souffrance

La souffrance est un concept non médical, qui fait appel à des dimensions sociales, physiques, psychologiques et spirituelles. C'est un affect négatif, avec des sentiments de perte, d'impuissance. On considère que la souffrance est une notion plus large, qui inclut la douleur.

1.2. La distinction entre douleur aiguë et douleur chronique

Cette distinction tient compte de la durée d'évolution de la douleur et donne au facteur temps toute son importance. La douleur aiguë est une douleur récente, transitoire qui peut être considérée comme un signal d'alarme utile à la démarche diagnostique (recherche de la cause, lésion ?). Elle a également un rôle protecteur pour l'individu (participe à la mise en place de défenses) mais, après ce signal d'alarme, elle n'a plus aucun intérêt.

La douleur chronique est à considérer comme un syndrome, comme une maladie à part entière. Cette fois la douleur est inutile, voire délétère pour l'individu. Cette douleur va entraîner de nombreuses répercussions sur le plan physique, psychologique et social de la vie du patient qui se voit bouleversée. Elle envahit alors son quotidien et perd bien sûr son rôle bénéfique en devenant néfaste pour le sujet qui la « subit ». Cette distinction entre douleur aiguë et douleur chronique aura des répercussions sur les stratégies de prise en charge de la douleur que l'on pourra proposer au patient.

Voyons à travers ce tableau récapitulatif ce qui distingue ces deux types de douleur :

	Douleur aiguë	Douleur chronique
Durée évolution	Courte < 3mois	Persistance > 6 mois
Origine	Unique	Multiple
Rôle	Protecteur	Destructeur
Conséquences	Hypertonie adrénergique Anxiété passagère	Inhibition physiologique Dépression
Évolution	Soulagement lié à la guérison	Auto-entretien même après la guérison
Traitement	Traitement de la cause	Multifactoriel
Pour conclure	Douleur-symptôme Composante d'une maladie Utile	Douleur-syndrome Maladie à part entière Inutile

1.3. Douleurs et mécanismes physiopathologiques

Si l'on se réfère aux mécanismes physiopathologiques à l'origine de la douleur on en distingue différents types (cf chapitre 4) :

▶ **Les douleurs nociceptives** associées à une lésion tissulaire d'origine mécanique (fracture, compression...), thermique (brûlure), inflammatoire (otite) ;

▶ **Les douleurs neuropathiques** associées à un dysfonctionnement du système nerveux (considéré dans sa globalité). Les causes de ce type de douleur sont multiples (traumatiques, toxiques, métaboliques, infectieuses...) ;

▶ **Les douleurs mixtes** c'est-à-dire à la fois nociceptives et neuropathiques ;

▶ **Les douleurs viscérales** ;

▶ **Les douleurs inexpliquées** parfois qualifiées de psychogènes et qui, dans ce cas, seraient la manifestation de défenses psychiques insuffisantes.

Il est important de pouvoir faire la distinction entre ces différents types de douleur et seule une démarche d'évaluation structurée et adaptée nous le permettra, l'objectif étant bien entendu de proposer des modalités de prise en charge de la douleur adaptées à chaque situation.

2 ÉVALUER LES DIFFÉRENTES COMPOSANTES DE LA DOULEUR

Analyser la douleur, c'est discerner les différentes composantes : sensori-discriminative, affectivo-émotionnelle, cognitive, et comportementale, pour mieux comprendre le mécanisme et mettre en place le traitement le plus adapté.

LES 4 COMPOSANTES DE LA DOULEUR

1. Composante sensori-discriminative = mécanisme neuro-physiologique aboutissant au décodage de la douleur

- qualité : torsion, étau, brûlure
- intensité, durée, évolution : crise paroxystique ou bruit de fond permanent
- localisation du message nociceptif.

2. Composante affectivo-émotionnelle

Confère à la douleur sa tonalité désagréable, pénible voire insupportable
Peut se prolonger vers des états émotionnels plus importants : anxiété ou dépression.

3. Composante comportementale

Ensemble des manifestations verbales ou non verbales observables chez un patient douloureux : plainte, gémissements, position antalgique. Assure une fonction de communication avec l'entourage mais souvent source de malentendus.

4. Composante cognitive

Ensemble des processus mentaux capables d'influencer la perception de la douleur et des comportements qu'elle induit.

2.1. Composante sensori-discriminative

La composante **sensori-discriminative** correspond aux mécanismes neurophysiologiques qui permettent de décrire la douleur en termes :

- de qualité : brûlure, décharges électriques, serrement, torsion, coup de poignard, arrachement, picotements, fourmillements…
- de durée : continue, paroxystique, brève…
- d'évolution : premier épisode, apparition récente, douleur récidivante
- d'intensité : évaluation objective
- de localisation

Cette composante va donc être explorée à la fois à partir de l'entretien avec le patient mais aussi à l'aide d'outils spécifiques à l'évaluation de l'intensité de la douleur (aspect quantitatif) ou permettant de décrire qualitativement cette douleur. Dans certaines situations particulières le patient ne va pas avoir accès à cette description, ce qui rendra plus difficile l'exploration de cette composante (troubles du langage, troubles cognitifs, enfant < 4 ans…)

▶ L'entretien* va donc tenter de répondre aux questions suivantes : comment ? quand ? combien ? et où le patient à mal ? On va donc demander au patient de décrire sa douleur, d'exprimer ce qu'il ressent.

▶ Outils permettant d'évaluer l'intensité de la douleur : EVA*, EN*, EVS*.

▶ Outils permettant de décrire qualitativement cette douleur : QDSA*, DN4*.

▶ Localisation de la douleur : schéma corporel*.

*(voir paragraphe 4 de ce chapitre « Les outils de l'évaluation »)

2.2. Composante affectivo-émotionnelle

La composante **affectivo-émotionnelle** confère à la douleur sa tonalité désagréable, pénible, insupportable. Cette composante peut se prolonger vers des états émotionnels comme l'anxiété ou la dépression en fonction du contexte auquel est associée la douleur. C'est toute la dimension péjorative attribuée à la douleur, les peurs qu'elle suscite. La douleur a toujours une tonalité affective et c'est ce qui rend l'expérience douloureuse si particulière, individuelle, personnelle. La douleur, a minima désagréable, s'accompagne toujours d'un retentissement émotionnel et affectif. Au départ, il peut s'agir d'une anxiété, concrétisant la perception d'un danger ou parfois liée au manque d'identification de la cause de cette douleur. Lorsque cette douleur se prolonge, elle devient chronique, et malgré le diagnostic de maladie posée, elle devient alors pénible voire insupportable et envahit le sujet dans ses rapports avec lui-même, mais aussi avec son entourage et le monde qui l'entoure. La douleur s'imbrique alors avec un syndrome dépressif et ils font chemin ensemble. La dépression est fréquente dans toutes les pathologies douloureuses qui perdurent ; elle peut aussi être en lien avec des troubles de la personnalité qui se révèlent à cette occasion. Cette dépression est un frein pour une bonne efficacité thérapeutique, et nécessite l'avis ou suivi par un psychologue ou psychiatre.

Cette composante va donc être explorée à la fois à partir de l'entretien avec le patient mais aussi à l'aide d'outils spécifiques

- L'entretien* va tenter de répondre aux questions suivantes : comment vous sentez-vous actuellement ? Que ressentez-vous ? Êtes-vous inquiet ? Vous sentez-vous anxieux ? Vous sentez-vous plus triste ? Comment dormez-vous ? Vous arrive-t-il de pleurer ?...
- L'observation est également essentielle afin de repérer d'éventuelles manifestations anxieuses ou des signes de dépression.
- Outils permettant d'évaluer cette composante : HADS*, QDSA*.
- Rencontre avec l'entourage, les proches, peut également apporter des éléments pertinents concernant le patient et les retentissements de la douleur sur sa qualité de vie.

*(voir paragraphe 4 de ce chapitre « Les outils de l'évaluation »)

permettant de repérer les répercussions de la douleur sur le plan psycho-affectif et plus particulièrement les signes d'anxiété et/ou de dépression associés.

2.3. Composante comportementale

La composante **comportementale** correspond à l'ensemble des manifestations verbales et non verbales observées chez le patient douloureux (plaintes, postures antalgiques, refus de contact, repli, pleurs, cris, mimiques, comportements anormaux). Sont associées à ces manifestations des réactions neuro-végétatives (tachycardie, sudation, élévation pression artérielle...). C'est sans doute la composante la plus visible. Il s'agit de communiquer, même contre son gré, l'intensité et le mal-être lié à cette douleur. Il est possible de dire que ces comportements ont une valeur interactionnelle avec l'entourage ; en effet ils peuvent influencer les réactions de l'entourage (rejet, attention...), mais aussi être influencés par les attitudes de l'entourage lui-même. Le comportement qui est singulier à chaque personne peut se conditionner et devenir un facteur d'entretien. Ces manifestations comportementales sont variables d'un individu à l'autre en fonction de son âge, de son sexe, de son histoire personnelle, de ses expériences antérieures douloureuses et de son appartenance socio-culturelle. L'attention que l'on porte à un patient douloureux, que l'on soit un proche ou un soignant, va également venir interférer avec son comportement. Ces manifestations comportementales sont présentes à tout âge de la vie, dès la naissance et chez tout patient douloureux.

▶ Observation des manifestations verbales et non verbales en réponse à la douleur (fonction de communication avec l'entourage et/ou les soignants).

▶ Repérer les manifestations physiologiques (tachycardie, sudation...).

▶ Entretien visant à repérer le retentissement de la douleur sur les activités quotidiennes et la qualité de vie.

▶ Rencontre avec l'entourage, les proches, peut également apporter des éléments pertinents concernant le patient et les retentissements de la douleur sur son comportement, sur ses activités (y a-t-il eu des changements importants ?).

2.4. Composante cognitive

La composante **cognitive** correspond à l'ensemble des processus mentaux qui influencent la perception de la douleur : système de valeurs et de représentations, anticipation et diversion, et interprétation. Le patient va se référer à ses expériences douloureuses antérieures, au sens et à l'attention qu'il aura alors attribués à la douleur. La signification de la douleur va être étroitement liée à certains facteurs socio-culturels et à l'histoire de vie singulière du patient. Il va de soi qu'une douleur associée à une pathologie bénigne ne sera pas investie des mêmes représentations qu'une douleur associée à un cancer. Lorsque la douleur fait irruption dans la vie du patient, il va falloir tenir compte de la situation dans laquelle il se trouve alors tant au niveau professionnel, familial et affectif. L'impact et la perception de la douleur, le sens qui lui sera donné par le patient prendront une forme tout à fait particulière. Dans certaines circonstances la douleur peut apporter certains bénéfices secondaires qu'il faudra repérer (attirer l'attention de l'autre, compensations financières, aménagements professionnels...). Le patient peut également avoir développé des stratégies personnelles permettant d'atténuer sa douleur, qu'il sera utile d'explorer.

- L'entretien va tenter d'explorer le sens donné à la douleur, quels liens le patient est-il en mesure d'effectuer avec sa vie, son histoire, son état de santé ?
- On tentera de repérer les réactions du patient vis-à-vis de la douleur.
- Il s'agit de demander au patient : « Qu'en pensez-vous ? »
- Repérer et favoriser les stratégies personnelles d'adaptation efficaces.

3 ANALYSER ET ÉVALUER LA DOULEUR

En tant que soignant il est de notre devoir de reconnaître et identifier tout patient douloureux, d'objectiver sa douleur et surtout de contribuer à son soulagement. C'est à l'aide d'une démarche d'évaluation structurée et adaptée que chaque soignant va pouvoir répondre à cette exigence.

3.1. Pourquoi évaluer ?

La douleur est un phénomène subjectif complexe, polymorphe, multifactoriel, multidimensionnel qu'aucune mesure objective ne peut réellement quantifier. Les préjugés, les a priori sont bien sûr à éviter lors de cette confrontation entre deux réalités : celle du patient et celle du soignant. Il est important de toujours croire ce que dit le patient. Il n'existe pas de relation proportionnelle entre lésion et douleur ressentie, la douleur n'a aucun marqueur spécifique. Il est donc important de garder à l'esprit que chaque patient douloureux est son propre témoin et que très fréquemment la douleur est sous-estimée par les soignants. C'est à l'aide d'une démarche structurée et validée que l'on va tenter d'identifier systématiquement les patients douloureux. Les informations ainsi recueillies devront faire l'objet de transmissions écrites spécifiques dans le dossier de soins. Il s'agit d'avoir un langage commun au sein de l'équipe afin de permettre une prise de décision homogène.

3.2. Objectifs de l'évaluation

Reconnaître la douleur du patient et l'évaluer, c'est améliorer la qualité de sa prise en charge. De cette évaluation découleront des stratégies de prise en charge thérapeutiques (pharmacologiques ou non médicamenteuses). Cette évaluation permettra alors de mesurer l'efficacité des traitements antalgiques lorsqu'ils sont prescrits et de les adapter aux besoins du patient. Cette démarche engage une équipe pluridisciplinaire autour du patient. Chaque soignant intervenant auprès du patient douloureux a son rôle à jouer.

3.3. La démarche d'évaluation

Évaluer, c'est avant tout observer le patient et écouter sa plainte. Il est important de toujours croire le patient, de reconnaître et respecter la personnalité de celui qui souffre en tant qu'être unique. Cette démarche d'évaluation suppose du temps et de la disponibilité. Elle va donc nécessiter un travail d'équipe (pluridisciplinaire), un choix d'outils d'évaluation communs, une bonne communication au sein de l'équipe et le recours à des transmissions écrites précises. La douleur doit être retrouvée comme « cible » principale.

L'ANALYSE DE LA DOULEUR COMPREND L'ÉVALUATION :

- de ses causes
- de ses mécanismes générateurs
- de la sémiologie décrite par le patient
- de sa topographie
- de son intensité
- de son évolution
- de son retentissement sur le comportement quotidien et l'état psychologique du patient et de son entourage

Il va donc falloir choisir des critères d'évaluation adaptés au contexte pathologique et socio-culturel du patient en tenant compte des différentes composantes de la douleur mais également des symptômes associés.

L'examen clinique du patient par le médecin est également essentiel à cette démarche.

Néanmoins il est fondamental de garder à l'esprit que cette démarche d'évaluation ne peut se concevoir que dans le cadre d'une relation c'est-à-dire dans le respect et la confiance et à travers un partenariat de soin qui place le patient douloureux au centre de notre intervention.

3.4. L'entretien d'évaluation

Cet entretien est primordial car il va à la fois permettre de mieux cerner la plainte du patient mais aussi d'établir avec lui cette relation de confiance. Cet entretien va essayer de reprendre « l'histoire de la douleur » (mode d'apparition, localisation, type, intensité, durée, périodicité). On cherchera également les facteurs aggravants ou antalgiques. D'autre part cet entretien doit nous permettre de comprendre les répercussions de la douleur sur la vie du patient. La douleur est à la fois physique, morale, sociale et spirituelle (concept de douleur totale dans le cancer), ce qui nécessite que l'on soit à l'écoute de ces différentes dimensions et de l'expression de ces conséquences.

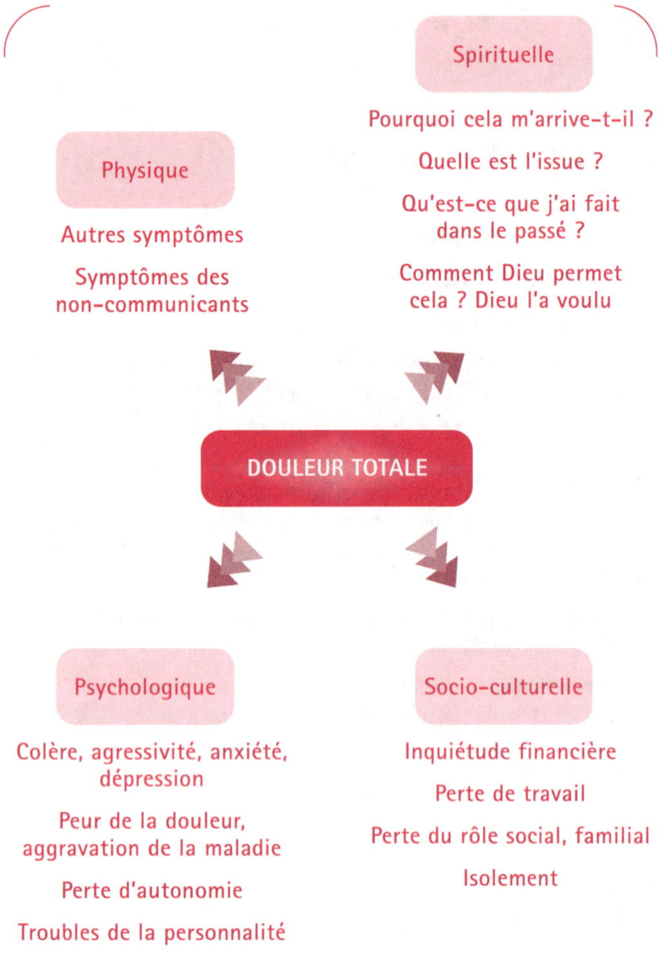

D'autre part il est souvent intéressant d'avoir le point de vue de l'entourage. En effet les proches sont sans doute les mieux placés (en dehors du patient lui-même) pour nous décrire les retentissements de la douleur qu'ils ont constatés au quotidien.

GRILLE D'ENTRETIEN D'ÉVALUATION DE LA DOULEUR

- **Circonstances d'apparition de la douleur**

- *Depuis combien de temps ?*

- *Début brutal ou progressif ?*

- **Histoire de la douleur**

- *A-t-il déjà souffert de cette douleur ou d'autres ?*

- *A-t-il eu des traitements ? (durée, efficacité, tolérance)*

- **Localisation de la douleur**

- *Où se situe la douleur ? (schéma corporel)*

- **Qualification de la douleur**

- *Comment cela fait mal ?*
  Description précise du type de douleur

- **Périodicité de la douleur**

- *Permanente ou intermittente ?*

- *Horaires ?*

- **Intensité de la douleur**

- *Échelles EVA, EN ou EVS*

- **Facteurs aggravants ou antalgiques :** position, chaud/froid, massages, distraction
- **Retentissement sur les activités quotidiennes** et sur la qualité de vie (*QDSA...)*
- **Sommeil, alimentation, mobilisation, travail, vie sociale**
- **Retentissement psychologique** *(HADS, QDSA)*, sens donné à la douleur

- *Peur, angoisse, dépression*

- **Recueil d'informations auprès de l'entourage**

- *Que dit-il à ses proches ?*
  Ont-ils observé une modification du comportement ?

4 LES OUTILS DE L'ÉVALUATION

4.1. Évaluation quantitative de la douleur : évaluer l'intensité

L'évaluation de l'intensité de la douleur ne peut se concevoir que dans un processus plus large prenant en compte l'ensemble des composantes de la douleur. Il est important de privilégier l'auto-évaluation, lorsque celle-ci est possible, par rapport à l'hétéro-évaluation. L'intensité de la douleur est une donnée subjective, variable dans le temps. Chaque patient a un niveau de tolérance particulier en fonction de son histoire personnelle et individuelle, de sa culture, de son profil psycho-sociologique, de ses expériences de vie. L'évolution de l'intensité de la douleur dans le temps est imprévisible. L'intensité dépend, bien sûr, de la nature du stimulus douloureux (examen, soin, mobilisation…).

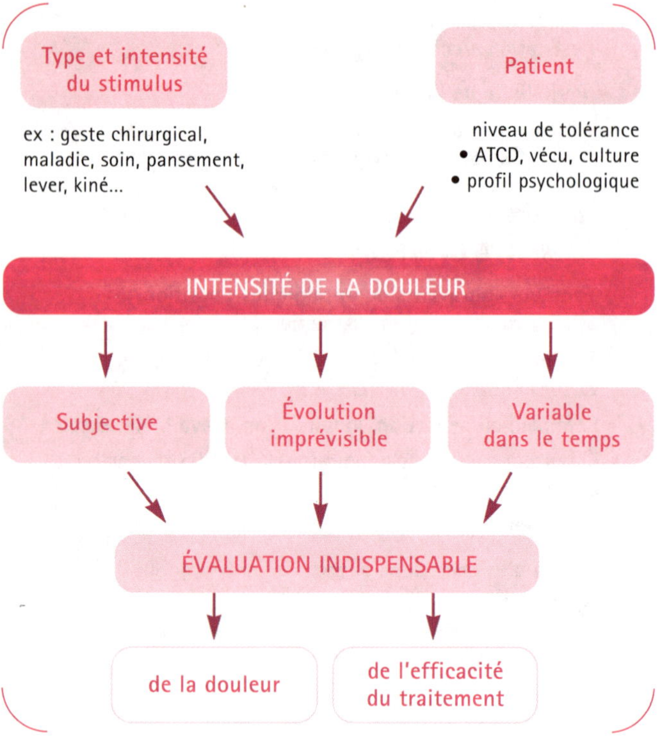

L'évaluation concerne tout soignant qui entre en relation avec le patient. Chacun doit être en mesure d'évaluer la douleur (médecins, infirmiers, aides-soignants, kinésithérapeutes...) Il est important d'effectuer cette évaluation autant de fois que possible, au minimum une fois par équipe, toujours avant et après administration d'un traitement antalgique.

Outil

simple
reproductible
fiable

Comment ?

Échelle visuelle analogique
Échelle verbale simple
Échelle numérique

ÉVALUATION DE L'INTENSITÉ DE LA DOULEUR

Qui ?

Infirmier(e)s
Aides-soignant(e)s
Médecins
Masseurs kinésithérapeutes

Quand ?

Autant de fois que possible...
Une fois par équipe
au minimum et
après un traitement

ÉVALUATION QUANTITATIVE DE L'INTENSITÉ DE LA DOULEUR

L'évaluation de l'intensité de la douleur se fait à l'aide d'outils simples, fiables et reproductibles. Ces échelles unidimensionnelles permettent une auto-évaluation par le patient de l'intensité de la douleur. **Chez l'adulte nous avons recours à différentes échelles :**

- **l'échelle verbale simple (EVS)** qui comprend 5 niveaux de douleur (pas de douleur (0), douleur faible (1), douleur modérée (2), douleur intense (3), douleur extrêmement intense (4).)

- **l'échelle numérique (EN)** permet au patient de donner une note de 0 à 10 à la douleur ressentie (0 absence de douleur, 10 douleur maximale imaginable).

- **l'échelle visuelle analogique (EVA)** se présente sous la forme d'une réglette à deux faces. La face présentée au patient comporte une ligne (horizontale chez l'adulte, verticale et triangulaire chez l'enfant) et un curseur qu'il peut déplacer le long de cette ligne, en fonction de l'intensité de la douleur ressentie. Côté soignant nous retrouvons la correspondance chiffrée (0 à 10).

Ces échelles ont l'avantage d'être simples et leur utilisation rapide, ce qui va permettre des mesures répétées et régulières. **Il est indispensable d'utiliser au sein d'une équipe le même outil pour un patient donné afin que les différentes évaluations soient comparables et interprétables.**

Réglette EVA douleur

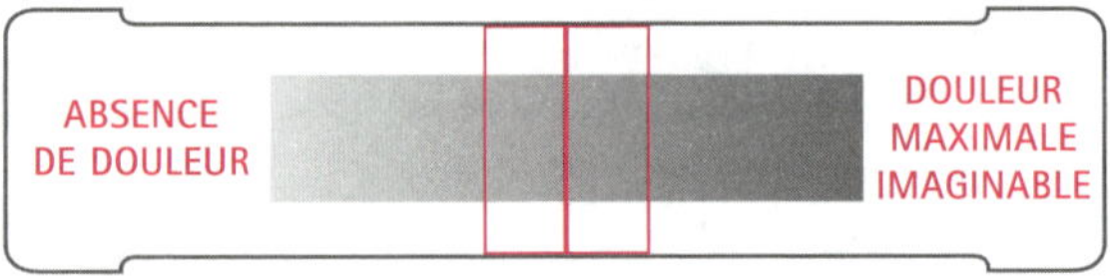

4.2. Évaluation qualitative de la douleur

L'évaluation qualitative de la douleur permet de repérer les différentes composantes de la douleur (sensori-discriminative, affectivo-émotionnelle, cognitive, et comportementale), de savoir quels sont les mécanismes prédominants (nociceptif, neuropathique, psychogène, mixte).

Les échelles utilisées sont cette fois multidimensionnelles, elles concernent plusieurs composantes de la douleur.

4.2.1. Le questionnaire de la douleur de Saint-Antoine (QDSA)

Certaines échelles permettent une auto-évaluation comme **le questionnaire douleur de Saint-Antoine (QDSA)** qui donne une liste de qualificatifs permettant de préciser le type de douleur ressentie par le patient : adaptation française de la Mac Gill Pain Questionnary (MPQ). On utilise essentiellement la forme abrégée : elle contient 16 qualificatifs répartis en 2 sous-classes et repose sur l'appréciation des mots proposés (cotation de 0 à 4 : 0 absent-4 extrêmement fort). Ce questionnaire permet d'explorer les composantes sensorielles (8 premiers items) et affectives (8 derniers items) de la douleur.

(Voir le questionnaire en page suivante)

QDSA Abrégé

Liste de mots pour décrire la douleur

	0 Absent	1 Faible	2 Modéré	3 Fort	4 Extrêmement fort
Élancements					
Pénétrante					
Décharge électrique					
Coups de poignard					
En étau					
Tiraillement					
Brûlure					
Fourmillements					
Lourdeur					
Épuisante					
Angoissante					
Obsédante					
Insupportable					
Énervante					
Exaspérante					
Déprimante					

4.2.2. Dépister une douleur neuropathique

Le questionnaire de la douleur neuropathique (DN4) est un outil d'aide au diagnostic pour la pratique quotidienne. Il permet de repérer les caractéristiques de la douleur (question 1) et des symptômes associés dans la zone douloureuse (question 2). Il comprend deux questions (3 et 4) qui nécessitent l'examen clinique du patient afin de repérer des dysesthésies éventuelles.

QUESTIONNAIRE DN4 : UN OUTIL SIMPLE POUR RECHERCHER LES DOULEURS NEUROPATHIQUES

Pour estimer la probabilité d'une douleur neuropathique, le patient doit répondre à chaque item des 4 questions ci-dessous par « oui » ou « non ».

QUESTION 1

La douleur présente-t-elle une ou plusieurs des caractéristiques suivantes ?

1. Brûlure.......................Oui..........Non
2. Sensation de froid douloureux.........Oui..........Non
3. Décharges électriques.......................Oui..........Non

QUESTION 2

La douleur est-elle associée dans la même région à un ou plusieurs des symptômes suivants ?

4. Fourmillements.......................Oui..........Non
5. Picotements.......................Oui..........Non
6. Engourdissements.......................Oui..........Non
7. Démangeaisons.......................Oui..........Non

QUESTION 3

La douleur est-elle localisée dans un territoire où l'examen met en évidence :

8. Hypoesthésie au tact.......................Oui..........Non
9. Hypoesthésie à la piqûre.......................Oui..........Non

QUESTION 4

La douleur est-elle provoquée ou augmentée par :

10. Le frottement.......................Oui..........Non

OUI = 1 point NON = 0 point
Score du Patient : /10

MODE D'EMPLOI

Ce questionnaire se répartit en 4 questions représentant 10 items à cocher :

- Le praticien interroge lui-même le patient et remplit le questionnaire.
- À chaque item, il doit apporter une réponse « oui » ou « non ».
- À la fin du questionnaire, le praticien comptabilise les réponses, 1 pour chaque « oui » et 0 pour chaque « non ».
- La somme obtenue donne le score du patient, noté sur 10.
- Si le score du patient est égal ou supérieur à 4/10, le test est positif : c'est une douleur avec une composante neuropathique.

(sensibilité à 82,9 % ; spécificité à 89,9 %)

D'après Bouhassira D. *et al.* Pain 2004 ; 108 (3) : 248-57.

4.2.3. Le retentissement de la douleur

Questionnaire concis de la douleur (échelle du retentissement quotidien de la douleur)

Entourez le chiffre qui décrit le mieux comment la douleur (dans les 7 jours précédents) a gêné votre :											
	0	1	2	3	4	5	6	7	8	9	10
Activité générale											
Humeur											
Capacité à marcher											
Travail habituel											
Relation avec les autres											
Sommeil											
Goût de vivre											

4.2.4. Les échelles comportementales

Lorsque le patient ne peut décrire sa douleur, le soignant va observer ses manifestations comportementales qui sont des indicateurs non verbaux de douleur : « le corps fait langage ».

Il s'agit alors d'une hétéro-évaluation réalisée par le soignant. Ces échelles sont utilisées lorsque les patients présentent des troubles de la communication : **échelles comportementales DOLOPLUS et ECPA chez la personne âgée** (chapitre « douleurs en gérontologie »), **San Salvadour chez la personne handicapée** (chapitre « douleurs en pédiatrie »).

Elles reposent sur l'observation réalisée par les soignants à différents moments de la journée (avant et après les soins...). Elles permettent une objectivation de la douleur et permettent de suivre son évolution.

D'autres échelles ou questionnaires d'auto-évaluation vont permettre de repérer le retentissement de la douleur sur le comportement quotidien : **EDC** qui comporte 6 items et pour chacun une évaluation de la gêne occasionnée. D'autres échelles existent comme par exemple **l'échelle comportementale de Bourhis** utilisée chez le patient cancéreux qui comporte 15 items évalués selon 4 niveaux par le patient lui-même. Ces échelles s'intéressent à la qualité de vie du patient.

4.2.5. Évaluation composante anxieuse ou dépressive

L'évaluation du retentissement émotionnel de la douleur est essentielle et peut se faire à l'aide de **l'échelle d'auto-évaluation : HADS** (Hospital Anxiety and Depression Scale). Elle comporte 7 items en relation avec des manifestations anxieuses et 7 items en relation avec des manifestations de dépression.

POUR CONCLURE

L'approche d'un patient douloureux n'est pas simple et demande certaines compétences spécifiques. Reconnaître la douleur d'un patient, l'évaluer, favoriser sa prise en charge ne s'improvise pas : cela nécessite du temps, de la disponibilité et une formation adaptée. Dans cette évaluation, le travail en équipe est fondamental, et il faut considérer qu'évaluer c'est déjà traiter le patient.

TABLEAU DE SYNTHÈSE

Quel outil d'évaluation et pour quoi faire ?

	Intensité	Localisation	Retentissement qualité de vie	Retentissement affectif	Retentissement comportement
Entretien	oui	oui	oui	oui	oui
Observation	non	non	oui	oui	oui
EVA	oui	non	non	non	non
EVS	oui	non	non	non	non
EN	oui	non	non	non	non
QDSA	non	non	oui	oui	oui
DN4	non	non	non	non	non
HADS	non	non	oui	oui	oui
EDC	non	non	oui	oui	oui

EVA : échelle visuelle analogique
EVS : échelle verbale simple
EN : échelle numérique
QDSA : questionnaire douleur Saint-Antoine
DN 4 : douleur neuropathique
HADS : Hospital Anxiety and Depression Scale
EDC : échelle de retentissement de la douleur sur comportement et qualité de vie

Chapitre 6

TRAITEMENTS MÉDICAMENTEUX ET NON MÉDICAMENTEUX DE LA DOULEUR :

IMPORTANCE ET DÉFINITION DU RÔLE INFIRMIER DANS L'APPLICATION DES TRAITEMENTS

L'exercice de la profession d'infirmier, inclus maintenant dans le code de la Santé publique, définit le rôle infirmier concernant les traitements médicamenteux et les actes s'y rapportant. Ces derniers, déclinés dans différents articles, relèvent du rôle propre ou du rôle sur prescriptions médicales. Dans ce contexte, la prise en charge de la douleur est un des éléments fondamentaux de l'exercice de soins infirmiers, en liaison avec l'équipe médicale.

Les compétences nécessaires concernent aussi bien la distribution et l'administration des traitements que leur surveillance tant au niveau de leur efficacité que de l'apparition de leurs effets secondaires.

Au-delà de ce cadre légal, la prise en soins par l'infirmier doit favoriser des actions complémentaires relevant de son initiative, susceptibles de prévenir également ces effets indésirables.

Dans tous les cas, la prise en charge de la douleur doit débuter par l'établissement d'une relation de confiance avec le patient. Il faut croire à la douleur du patient et envisager avec lui les moyens médicamenteux ou non de la soulager ou de lui permettre de vivre avec sa douleur. Il faut fixer des objectifs réalistes. Nous verrons dans le chapitre suivant l'importance du rôle infirmier dans la gestion des effets secondaires induits par le traitement.

- **Dans la douleur aiguë,** une prise en charge médicamenteuse efficace et puissante peut suffire.
- **Dans la douleur chronique,** les traitements médicamenteux sont en général insuffisants et doivent être accompagnés de mesures physiques, psychologiques, sociales...

1 LE RÔLE INFIRMIER DANS LA PRISE EN SOINS DE LA DOULEUR : GÉNÉRALITÉS

1.1. Appliquer les prescriptions médicales et favoriser l'observance

Tout d'abord, il convient de rappeler que l'infirmière est garante de l'application de la prescription médicale, que ce soit une prescription directe ou un protocole préétabli. Ceci signifie qu'avant de donner le traitement elle doit vérifier celle-ci pour être sûre d'une bonne compréhension afin d'éviter toute erreur de dosage et de répartition et assurer une sécurité optimale au malade. Ceci comprend également la vérification des dates de péremption des produits et des matériels annexes (seringues, aiguilles, tubulures...).

La connaissance des enjeux du traitement est essentielle car, lors de la distribution, l'infirmière doit instaurer une relation de confiance avec le patient pour favoriser son adhésion à la prise en charge thérapeutique. Elle peut parfois lever certaines réticences ou préjugés et de ce fait potentialiser l'effet placebo lié à la prise de tout traitement.

1.2. Évaluer l'efficacité du traitement

D'autre part, le rôle infirmier consiste à surveiller l'efficacité des prescriptions : ceci passe systématiquement par une évaluation de l'intensité de la douleur à l'aide d'un outil d'auto ou d'hétéro évaluation (voir § évaluation). Ceci nécessite aussi de connaître la cinétique des principes actifs utilisés afin d'évaluer au moment le plus opportun. En fonction du but recherché, l'évaluation peut se faire à différents temps avant et après la prise du traitement.

De plus, l'efficacité thérapeutique repose sur la diminution, voire la disparition de la séméiologie douloureuse et aussi sur l'amélioration du confort du malade et de sa qualité de vie quotidienne.

Pour la prise en soins de la douleur, on peut se référer aux objectifs de l'OMS (à l'origine pour les douleurs cancéreuses), qui sont de trois ordres :

- Augmentation du temps de sommeil sans douleur.
- Pas de douleur lorsque le malade est alité.
- Pas de douleur à la mobilisation.

1.3. Dépister les effets indésirables

Le dernier aspect du rôle infirmier est la surveillance des effets secondaires et la mise en place d'actions de prévention. Il convient de rappeler que le suivi de toutes ces surveillances nécessite une traçabilité sur le dossier du malade.

2 LE RÔLE INFIRMIER DANS L'ADHÉSION À LA PRISE EN SOINS

L'adhésion du patient au traitement dépend des soignants et du malade lui-même. Pour les deux, leurs représentations influencent l'acceptation par le patient de la prise de telle ou telle molécule. De même, les expériences personnelles et professionnelles du soignant et celles du patient peuvent également interférer sur l'adhésion.

Pour le patient faisant référence à ces expériences passées, l'intensité, le type de douleur, le caractère aigu ou chronique de celle-ci, ses attentes sont autant de facteurs qui rentrent en ligne de compte dans cette acceptation. L'éducation, le milieu socioculturel influent également.

2.1. Les représentations et idées reçues dans la prise en soins de la douleur

Il nous semble important de connaître, de comprendre et enfin d'agir sur les représentations des traitements et sur un certain nombre d'idées reçues, avancées par le malade mais aussi parfois partagées par les soignants. En effet, celles-ci peuvent être à l'origine d'un refus du traitement ou d'une prise partielle de celui-ci.

2.1.1. Pour la morphine

Les représentations les plus communes pour la morphine sont l'association à une mort prochaine ou mort lente, le cancer, la fin de vie mais aussi la notion de toxicomanie, de dépendance et la peur de ne pouvoir s'en passer. Pour les soignants, la peur de la dépression respiratoire a longtemps été un frein à son utilisation et reste encore prégnante.

2.1.2. Pour les neuroleptiques, les antidépresseurs et les anticonvulsivants

Ceux-ci renvoient souvent à la folie, à l'épilepsie. La malade ne voit pas le rapport avec sa douleur, il peut avoir l'impression d'être mis en doute, que son problème est plus psychologique que somatique. Il peut y avoir une perte de confiance envers les soignants.

Le rôle de l'infirmière consiste dans un premier temps à explorer les représentations du patient, à mettre en évidence ce qu'il connaît du traitement. Dans un second temps, elle l'informe et l'éduque afin de tenter de lever les inhibitions tout en étant convaincue elle-même de l'intérêt du traitement. Le vocabulaire utilisé a aussi son importance puisque, dans certains cas, il peut renforcer les représentations du patient (par exemple l'utilisation de l'expression « dose de morphine » est à proscrire). L'ensemble de cette démarche nécessite de prévoir dans l'organisation de travail des temps réguliers d'entretien.

2.2. Le rôle infirmier dans l'information et l'éducation des patients

Nous nous limiterons dans ce chapitre à l'information et à l'éducation sur les traitements. Elles concernent le malade mais aussi ses proches.

2.2.1. Expliquer les raisons du choix d'un traitement

Tout d'abord concernant les différents traitements prescrits, l'infirmière est souvent conduite à reprendre les informations données par le médecin. Il s'agit le plus souvent d'expliquer pourquoi sont prescrits plusieurs médicaments ou antalgiques, l'intérêt de les associer (pourquoi de la morphine et du paracétamol plutôt que de la morphine seule, ou anti-inflammatoire et morphine). Le délai et la durée d'action sont des éléments à préciser, ils peuvent permettre au patient de mieux gérer et d'anticiper les phénomènes douloureux. De plus certains traitements comme les antidépresseurs, neuroleptiques ou antiépileptiques mettent plusieurs jours avant d'avoir un effet antalgique efficace, il est important de le signaler aux patients qui, pour certains, attendent un soulagement immédiat de ces nouveaux traitements.

2.2.2. Informer sur les effets indésirables et les moyens d'y faire face

Dernier point, et non le moindre, il est indispensable d'informer sur les effets secondaires et sur les traitements proposés à cet effet. Cela facilite l'adhésion à la prise en charge thérapeutique et implique le patient dans la surveillance de son traitement.

2.2.3. Privilégier l'autonomie du patient

L'éducation, qui comprend une part des informations données ci-dessus, s'attachera plus particulièrement à rendre le plus autonome possible le patient dans la gestion de son traitement antalgique.

Un traitement antalgique doit se prendre de manière systématique si possible. Les prises doivent être régulières et la répartition se fait sur l'ensemble du nycthémère.

Les « interdoses » ou doses complémentaires sont fonction des « besoins » que déterminent le patient et sa prise en soins. Ce peut être un soin douloureux, une activité douloureuse, une mobilisation...

Lors de traitements antalgiques « au long cours », il faut repérer les épisodes ou activités douloureuses afin que le patient adapte au mieux la prise d'antalgiques, de façon préventive. C'est un des objectifs le moins souvent atteint par les patients, qui réduisent plutôt leurs activités.

3 TRAITEMENTS MÉDICAMENTEUX

CLASSIFICATION DES ANTALGIQUES

- Antalgiques non opioïdes, dits périphériques
- paracétamol
- néfopam
- AINS et aspirine
- Antalgiques opioïdes faibles
- tramadol
- codéine
- dextropropxyphène
- Antalgiques opioïdes forts
- agonistes morphiniques
- agonistes-antagonistes
- Co analgésiques
- Corticoïdes
- Antidépresseurs
- Anticonvulsivants
- Anti arythmiques
- Gaba ergiques
- Antagonistes NMDA
- Myorelaxants

3.1. Les antalgiques périphériques

Les antalgiques périphériques sont représentés essentiellement par les anti-inflammatoires et l'aspirine.

On les appelle périphériques car leur action essentielle se situe en périphérie, en bloquant l'activation des nocicepteurs au niveau du foyer inflammatoire notamment.

3.1.1. Les anti-inflammatoires non stéroïdiens (AINS) et l'aspirine

Les anti-inflammatoires sont très largement utilisés à visée antalgique dans de nombreuses disciplines : en rhumatologie, orthopédie, urologie, gynécologie... Les AINS ont une efficacité importante dans les douleurs métastatiques osseuses, permettant en particulier de diminuer la dose de morphiniques.

AINS ET ASPIRINE

• Indications antalgiques : douleurs faibles à modérées, douleurs osseuses des métastases, accès migraineux.

• Précautions et contre-indications : ulcère gatro-duodénal, insuffisance rénale, hypovolémie, déshydratation, insuffisance hépato-cellulaire, cardiaque, troubles de l'hémostase, thrombopénie, hypersensibilité aspirine ou AINS, asthme, grossesse, lactation

• Prudence chez les sujets âgés : AINS à demi-vie courte, durée limitée

• Associations dangereuses aux AVK, avec aspirine, diurétiques, antidiabétiques oraux, lithium

• Effets secondaires :
- Gastro intestinaux : pas de molécule sûre, même les inhibiteurs sélectifs de la COX2 (célébrex) ne sont pas dénués d'effets digestifs ; si facteurs de risque, prévention par inhibiteurs de la pompe à protons ou misoprostol - rénaux : IRA réversible (mécanisme vasculaire), favorisée par déshydratation, diurétiques, ascite, hypoalbuminémie, IC, IRC, personne âgée, rares néphrites interstitielles et syndromes néphrotiques-hématologiques : inhibition de l'action plaquettaire sauf pour les inhibiteurs COX2 (réversible pour les AINS, irréversibles pour l'aspirine)

- Allergiques : possibilité d'accidents immuno-allergiques graves, allergies cutanées, maladie de Vidal

- Neurologiques : vertiges, céphalées, troubles visuels, somnolence, sensation ébrieuse, tremblements, insomnies

- Obstétricaux : risque de malformations (cf canal artériel), CI aux 1er et 3e trimestres de grossesse.

▶ Les anti-inflammatoires utilisés comme antalgiques

De nombreuses substances anti-inflammatoires sont utilisées à faible dose pour une action antalgique, l'action anti-inflammatoire survenant pour de plus fortes doses. Ces médicaments sont le plus souvent en vente libre, sans ordonnance.

On distingue ainsi : les dérivés de l'ibuprofène (Advil®, Algifen®, Nurofen®), du kétoprofène (Toprec®), du fénoprofène (Nalgésic®), du naproxène (Alève®)... Certains de ces traitements sont également utilisés en pédiatrie pour leur action antipyrétique.

Il faut malgré tout se rappeler qu'il s'agit de dérivés de molécules anti-inflammatoires en particulier chez les sujets âgés ou si l'on veut les associer aux AINS.

3.1.2. Autres antalgiques périphériques exceptionnellement utlilisés :

- La floctafénine (Idarac®)
- La noramidopyrine

3.2. Le paracétamol, antalgique de palier 1

Il s'agit d'un médicament très largement employé, soit seul (Daffalgan®, Doliprane®, Efferalgan®, Géluprane®...), soit associé, en particulier aux antalgiques agonistes morphiniques faibles comme la codéine ou le dextropropoxyphène. Initialement on pensait que son action était périphérique, en fait il agit probablement par un mécanisme central sérotoninergique.

PARACÉTAMOL : ANTALGIQUE ET ANTIPYRÉTIQUE

- **Dose antalgique :** 500 à 1000 mg/prise, jusqu'à 4 g/j, 60 mg/kg/jour chez l'enfant
- **Délai d'action :** 30 min
- **Durée d'action :** 4 à 6 h
- **Dose toxique** (hépatotoxicité) > 8 g en une prise. Antidote = Mucomyst
- **Contre-indications :** insuffisance hépatique, hypersensibilité
- **Effets secondaires :** allergie cutanée, thrombopénie (exceptionnel)

Le paracétamol est antalgique et antipyrétique. Il n'induit habituellement pas d'effets secondaires en dehors des cas de surdosage (au-delà de 8g/j) qui peuvent provoquer des atteintes hépatiques.

3.3. Les antalgiques centraux opioïdes

Les morphiniques et dérivés sont appelés opioïdes, ils inhibent le message douloureux au niveau médullaire et cérébral en agissant sur 3 types de récepteurs : mu, kappa, delta. Dans les douleurs cancéreuses, la mise en route d'un traitement morphinique doit se faire après avoir épuisé les antalgiques de niveau plus faible comme les antalgiques périphériques et centraux faibles, selon les recommandations de l'OMS.

LES 2 NIVEAUX DE PUISSANCE DES OPIOÏDES CENTRAUX

- **Niveau 2 de l'OMS : opioïdes faibles**

Codéine, dextropropoxyphène, dihydrocodéine, tramadol

- **Niveau 3 de l'OMS : opioïdes forts**

Morphine, Fentanyl, Hydromorphone, Oxycodone, Méthadone, Péthidine, Sufentanyl, Alfentanyl, Buprénorphine, Nalbuphine

3.3.1. Les antalgiques centraux faibles (palier 2)

Le tramadol, la codéine et le dextropropoxyphène sont des agonistes morphiniques d'action moins puissante que les opioïdes. Ils sont utilisés dans tous les types de douleurs. Ils ont également des effets secondaires liés à leur action centrale: vertiges, confusion, nausées en particulier chez les sujets âgés. Ils induisent également une constipation et une sensation de bouche sèche.

OPIOÏDES DE NIVEAU 2 DISPONIBLES

Codéine : comprimés ou suppositoire 10 à 60 mg, en association au paracétamol à 20/400 mg ou 50/600mg

Dihydrocodéine LP : comprimés à 60 mg

Dextropropoxyphène : gélules en association au paracétamol

Tramadol immédiat : comprimés à 50 mg (Topalgic®, Contramal®, Zumalgic®, Zamudol®, Takadol®...), solution injectable à 100 mg. En association avec paracétamol : 37,5 mg/325mg (Zaldiar®, Ixprim®) ; Dose maximum 400 mg/j.

Tramadol LP : comprimés à 50, 100, 150, 200 mg (Contramal LP®, Topalgic LP®)

Tramadol 24 h : comprimés à 100, 200 mg (Monocrixo).

On retrouve ces substances dans un grand nombre d'associations médicamenteuses, le plus souvent en combinaison avec des antalgiques périphériques comme le paracétamol.

Il faut signaler que le tramadol a une action originale double : opioide faible mais aussi monoaminergique, ce qui le rend intéressant lors d'une composante neuropathique.

3.3.2. Les morphiniques forts (antalgiques de palier 3)

▶ Indications des morphiniques forts

- **Dans les douleurs cancéreuses :** tous les morphiniques forts peuvent être utilisés dans le cadre de l'AMM. L'hydromorphone n'est indiquée qu'en deuxième intention, si un autre opioide fort a été utilisé, soit inefficace, soit mal toléré.
- **Dans les douleurs <u>non</u> cancéreuses :** seules la morphine LI et LP et la buprénorphine per os ont une AMM, en aigu et en chronique. Dans ces douleurs chroniques non cancéreuses, les indications doivent être bien pesées et l'évaluation du traitement très régulière.

Il faut rassurer les patients et l'entourage sur toutes les préventions qui existent à l'encontre des morphiniques : il n'existe pas de risque de dépendance avec les morphiniques prescrits dans la douleur. Il faut préciser au patient que, lorsque ses douleurs diminueront sous l'effet du traitement causal, on pourra envisager de diminuer, voire d'arrêter les morphiniques. Par ailleurs, le risque de dépression respiratoire est minime si l'on augmente progressivement les doses.

MORPHINIQUES : PRÉSENTATIONS

• Voie orale

- Chlorhydrate de morphine buvable dans diverses solutions (10-20-40-50 mg/ml)

- Chlorhydrate de morphine en comprimés à action immédiate (Sévrédol®), gélules (ActiSkénan®) toutes les 4 heures.

- Sulfate de morphine : gélules ou comprimés à libération prolongée sur 12 h (Skénan®, Moscontin® : 10, 30, 60, 100, 200 mg), gélules sur 24 h (Kapanol)®).

- Hydromorphone : Sophidone LP® gélules à 4 , 8, 16, 24 mg

- Oxycodone : Oxynorm (libération immédiate) 5, 10, 20 mg ; Oxycontin® LP : 10, 20, 40, 80 mg

• Voie parentérale

- Ampoule de 10 mg de chlorhydrate de morphine

- SC, IM : toutes les 4 heures, SC continue, IV continue pour analgésie auto-contrôlée par titration

• Voie rachidienne

- Rachianesthésie : sulfate de morphine (sans conservateur)

• Voie percutanée

- Fentanyl : Durogésic® patches 12, 25, 50, 75, 100 µg tous les 3 jours, prescription pour 28 jours, délivrance pour 14 jours.

• Voie transmuqueuse

- Fentanyl : Actiq® batonnets transmuqueux 200, 400, 600, 800, 1200 et 1600 µg, prescription pour 28 jours, délivrance pour 7 jours

- Oxycodone : Eubine® suppositoires

▶ Doses de début par voie orale

• **Morphine orale solution :** dose initiale : 10 mg/4 h (5 mg/4 h si malade fragile)

• **Morphine orale LP :** dose initiale : 30 mg/12 h

▶ Les interdoses de morphine

Appelée aussi entredoses, il s'agit d'une quantité de morphine qui s'ajoute à la quantité des 24 h prescrite.

En pratique courante, elles sont utilisées dans trois situations :

- Accès douloureux de durée limitée
- En prévision d'un soin douloureux
- En phase d'ajustement de traitement ou titration

L'interdose correspond à 1/6 de la posologie journalière (ex : pour une prescription de 60 mg de morphine par jour on aura des interdoses de10 mg). On considère qu'au-delà de trois entredoses par jour, la prescription globale doit être réajustée. Les interdoses sont de la morphine à libération immédiate (Sevredol®, Actiskénan®, morphine injectable).

Normalement le nombre d'interdoses ne peut être supérieur à 6 par 24 h.

COEFFICIENTS DE CONVERSION DES PRINCIPAUX OPIOÏDES DE NIVEAU 2 ET 3 VERS LA MORPHINE ORALE

- Codéine -> morphine orale : dose/j codéine x 1/6 = dose/j morphine
- Dihydrocodéine : 1/3
- Dextropropoxyphène : 1/6
- Tramadol : 1/5
- Péthidine : 1/5
- Oxycodone : 2
- Hydromorphone : 7,5
- Buprénorphine : 30
- Nalbuphine : 2
- Méthadone : 3 à 10 selon dose (3 pour doses faibles, 10 si morphine > 90 mg)
- Fentanyl transdermique : 150 (voir table de conversion pour plus de précision)

PASSAGES ENTRE LES DIFFÉRENTES FORMES DE MORPHINE

- **morphine orale -> morphine SC :** dose/j morphine orale x 1/2 = dose/j
morphine SC = 1/6 dose/j toutes les 4 h en SC discontinu
- **morphine orale -> morphine IV continue :** dose/j orale x 1/3 = dose/j morphine IV continue

▶ Effets indésirables des opioïdes forts

Ils peuvent nécessiter le passage à un autre morphinique (concept de rotation des opioïdes)

- **Constipation :** (seul effet secondaire qui persiste tout le temps du traitement, les autres effets surviennent essentiellement au début) à prévenir systématiquement par un traitement et mesures diététiques
- **Nausées et vomissements :** en début de traitement
- **Somnolence :** au début du traitement
- **Troubles neuropsychiatriques** (**COMA** : **C**ognitifs, **O**rientation, **M**émoire, **A**ttention) : troubles de l'humeur, hallucinations, agitation, anxiété
- **Myoclonies, dysurie, rétention urinaire**
- **Troubles respiratoires :** inhibe le réflexe de toux, dépression respiratoire si surdosage, exceptionnel en traitement au long cours (Naloxone si fréquence respiratoire < 8/min)
- **Sueurs, prurit**

▶ Dépendance physique, accoutumance et addiction

- **Dépendance physique : syndrome de sevrage** à l'arrêt brutal, à prévenir et dépister : anxiété, frissons, bouffées de chaleur, sudation, larmoiement, diarrhée, nausées, vomissements, crampes abdominales, mydriase…
- **Dépendance psychique : addiction** = comportement toxicomaniaque avec besoin compulsif de consommation du traitement, exceptionnel chez le patient douloureux, essentiellement si antécédent psychiatrique ou prise d'opioïde chez patient non douloureux.

• **Accoutumance (tolérance en anglais) =** besoin d'augmenter les doses pour obtenir un effet identique. En fait chez le patient douloureux le besoin d'augmenter les doses est lié à une exacerbation du processus lésionnel (pseudo-addiction).

SURDOSAGE EN OPIOÏDE FORT : RARE DANS UN TRAITEMENT AU LONG COURS

• Somnolence, bradypnée, troubles de l'attention, troubles visuels, myosis serré

• Injection de Naloxone (Narcan®) si bradypnée < 8/min : injection d'une ampoule de 1 ml (0,4 mg) IV (ou sc, ou IM) toutes les 2 minutes jusqu'à fréquence respi > 10 / min. Durée d'action 30 min, à renouveler si besoin ultérieurement.

3.3.3. Les antalgiques centraux agonistes-antagonistes morphiniques

AGONISTES-ANTAGONISTES MORPHINIQUES : PRÉSENTATION

• **Buprénorphine :** Temgésic®, glossettes sublinguales 0,2 mg (3 à 15 /j) et forme injectable (uniquement à l'hôpital)

• **Nalbuphine :** solution injectable 20 mg : IV 2 à 3 min, IM, SC.

Les dérivés morphiniques tels que la buprénorphine (Temgésic®), la nalbuphine (Nubain®) ont une action antagoniste morphinique. Il ne faut donc pas les associer à un traitement morphinique. Le Temgésic® injectable et la Nalbuphine ne sont disponibles qu'à l'hôpital.

3.3.4. Un antalgique central non morphinique : le néfopam

NÉFOPAM (ACUPAN)

- **Mécanisme d'action central** non connu, non opioïde.
- **Forme injectable :** 20 mg/4-6 h
- **Dose maximale :** 120 mg/24 h
- **Délai d'action :** 30 min
- **Contre-indications :** antécédent de convulsion, glaucome, prostate, enfant
- **Effets secondaires :** atropiniques, nausées, vomissement

3.4. Les antalgiques agissant sur le système nerveux central

Les psychotropes (antidépresseurs, benzodiazépines, neuroleptiques...) sont très utilisés dans le traitement des douleurs chroniques, essentiellement dans les douleurs neuropathiques et dans les douleurs musculo-tendineuses. Dans les douleurs chroniques de toute origine où l'on observe un retentissement sur l'humeur, le sommeil ou l'activité, les antidépresseurs peuvent être un traitement antalgique adjuvant utile.

3.4.1. Les benzodiazépines

Les benzodiazépines ont une action sédative et décontracturante musculaire. Ces substances agissent également sur les douleurs neuropathiques lancinantes des syndromes de déafférentation. Il faut se méfier ici du risque de dépendance médicamenteuse et des effets sédatifs induits, en particulier chez les conducteurs d'engins. L'arrêt du traitement devra s'effectuer progressivement. On utilise souvent le clonazépam (Rivotril®) qui est utilisable en gouttes, ce qui permet une adaptation plus fine des doses. De plus il possède des propriétés sédatives et de dépression respiratoire moins marquées que les autres benzodiazépines.

3.4.2. Les antidépresseurs

Les antidépresseurs sont fréquemment employés dans le traitement des douleurs chroniques, en particulier dans les douleurs à composante neuropathique. Il faut bien expliquer au patient l'intérêt de ce traitement et le fait qu'il n'y a pas d'indication pour dépression.

EFFET ANTALGIQUE DES ANTIDÉPRESSEURS (essentiellement classe des tricycliques)

Effet antalgique indépendant des modifications de l'état de l'humeur dès le 6e jour, avec des doses efficaces inférieures aux doses antidépressives, précisions à donner aux patients.

• Dose moyenne efficace

- *Tricycliques : Anafranil, Laroxyl, Tofranil* :
dose de départ = 10 à 25 mg/jour ,
dose moyenne efficace : 25-50 mg/jour
- *Inhibiteurs de la recapture de la sérotonine : Prozac, Déroxat, Zoloft*
- *Inhibiteurs mixtes de la recapture de la sérotonine et noradrénaline : Effexor, Ixel*

• Indications

Douleur neuropathique, fibromyalgie, traitement de fond des migraines et céphalée tension.

• Règles d'utilisation

Dose de départ à augmenter progressivement en fonction des effets secondaires et des effets antalgiques.

Après quelques jours : recherche de la dose minimale efficace (voire arrêt).

• Effets secondaires

Vigilance (variable), confusion, tremblement des extrémités, abaissement du seuil épileptogène, atropiniques (bouche sèche, constipation, mydriase, tachycardie, dysurie, troubles de l'accommodation), hypoTA orthostatique, trouble de la conduction, arythmies, troubles éjaculations et érection, sueurs, prise de poids.

• Contre-indications

Pour tricycliques essentiellement
Glaucome, obstacle prostatique, grossesse et allaitement , hypersensibilité, IMAO, cardiaques (ESV, angor, trouble conduction), épilepsie.

3.4.3. Les anticonvulsivants (sauf benzodiazépines déjà traitées)

La carbamazépine (Tégrétol®), la phénytoine (Dihydan®) sont utilisés dans le traitement de fond de douleurs neuropathiques. Le Tégrétol® est en particulier le traitement de fond de choix des névralgies faciales. La Gabapentine (Neurontin®) et le prégabalin (Lyrica®) peuvent être employés dans les douleurs neuropathiques, du diabète, du zona.

3.5. Les substances antispasmodiques

Les antispasmodiques sont utilisés dans les douleurs viscérales des voies digestives, urologiques ou gynécologiques. On a recours aux antispasmodiques musculotropes comme le Débridat® ou le Spasfon® ou aux antispasmodiques anticholinergiques comme la Viscéralgine®. L'Avafortan® est un antispasmodique non atropinique.

3.6. Les corticoïdes

Ils ont une action antalgique modeste, liée essentiellement à leur puissante action anti-inflammatoire et anti-œdémateuse.

▶ **Par voie générale :** les corticoïdes sont réservés aux processus expansifs œdémateux douloureux. On les utilise dans les douleurs liées à un envahissement tumoral ou à des adénopathies compressives. Dans les douleurs non cancéreuses, on y a recours plus rarement dans les atteintes articulaires inflammatoires diffuses ou dans les radiculalgies hyperalgiques.

▶ **Par voie locale :** les infiltrations locales articulaires, abarticulaires ou rachidiennes de corticoïdes ont un effet rapide, apparaissant en moins de 24 heures.

3.7. Les traitements agissant spécifiquement sur la douleur osseuse

Les douleurs osseuses liées à un processus néoplasique ou liées à une atteinte métabolique doivent être traitées par des substances agissant directement sur le métabolisme osseux et inhibant la résorption osseuse. On utilise essentiellement les bisphosphonates, mais les AINS ont également une action antalgique importante dans les lésions secondaires osseuses.

Les bisphosphonates : Cette classe médicamenteuse en pleine expansion est utilisée dans les pathologies osseuses néoplasiques, dans l'ostéoporose et dans les hypercalcémies.

En raison de l'effet anti-résorptif osseux, on observe une action antalgique dans les douleurs osseuses liées aux métastases ou à la maladie de Paget. On utilise essentiellement les bisphosphonates de deuxième et troisième génération, par voie injectable IV : le clodronate (Clastoban®), le pamidronate (Arédia®), l'acide zolédronique (Zometa®).

3.8. Les anesthésiques locaux

▶ Les anesthésiques locaux par voie injectable

Dans les douleurs localisées, lors de gestes de petite chirurgie ou d'infiltrations, on utilise largement les anesthésiques locaux. Ils sont souvent associés à de l'adrénaline qui a un effet vasoconstricteur (évite le saignement). La lidocaïne (Xylocaine®) et la bupivacaine (Marcaine®) sont les plus utilisées.

▶ L'anesthésie locale en pommade

On dispose d'une pommade analgésique à action locale : l'EMLA®. Cette pommade agit après un temps de pose de 1 à 2 heures et est très utilisée en pédiatrie, notamment avant la mise en place de perfusions ou avant des soins superficiels douloureux.

▶ Les patches de lidocaïne

Anesthésie locale appliquée sous forme de patches à action prolongée ; utile dans les douleurs neuropathiques périphériques.

4 TRAITEMENTS NON MÉDICAMENTEUX DE LA DOULEUR

Pour l'infirmière, connaître les différentes alternatives aux traitements médicamenteux est indispensable, ainsi que de savoir à quel professionnel s'adresser.

De nombreuses mesures non médicamenteuses, améliorant le confort du patient peuvent diminuer l'intensité de la sensation douloureuse ressentie et permettre ainsi une épargne médicamenteuse non négligeable. Ainsi, avant d'augmenter les doses d'antalgiques ou d'avoir recours aux antalgiques majeurs comme les morphiniques, une bonne connaissance des moyens adjuvants disponibles est nécessaire. Ces traitements non médicamenteux permettent de limiter les effets secondaires des médicaments, mais il faut avoir recours si possible à des techniques validées, fiables et sans danger. Dans les douleurs chroniques où les antalgiques sont parfois de peu d'efficacité, les autres approches peuvent être parfois nettement plus efficaces.

4.1. Le toucher dans la relation de soins

Depuis quelques années des infirmières ont développé plus particulièrement la notion ou concept du « toucher » ; on voit de plus en plus de formations proposées sur ce thème. Ceci part du constat, que le toucher intervient constamment dans les soins infirmiers (85 % des soins infirmiers nécessitent le toucher).

Le toucher peut donc revêtir différents aspects. Au-delà des soins d'hygiène, c'est aussi le confort, le bien-être, l'image corporelle ou l'image de soi, qui peuvent être valorisés par le toucher. En fonction du toucher qui va l'accompagner, un soin « technique » ne sera pas perçu, ni vécu de la même manière par le patient. Le corps peut devenir objet ou une entité à part entière. Le toucher est également une source et un moyen de communication. Il permet à l'infirmière de signifier qu'elle est présente, à l'écoute. Il peut favoriser les échanges.

Au travers du toucher, c'est la personne dans sa globalité qui est reconnue.

Il peut être utilisé également comme moyen de détente, de relaxation, de soulagement. Dans cette optique, la notion de toucher massage infirmier a été utilisée. En aucun cas ce n'est un massage kinésithérapeutique, ni une rééducation neuromusculaire ou une mobilisation méthodique, mécanique ou réflexe des tissus.

Il s'agit pour l'infirmière de signifier son désir d'être présente, d'entrer en relation autrement, de soulager et d'entrer en contact sur le plan physique avec une personne qui souffre afin de l'aider à se détendre et à prendre soin d'elle.

C'est reconnaître l'autre, au-delà de sa maladie, c'est induire des moments de détente, la notion de plaisir, modifier le schéma corporel. Chez un patient algique, le toucher permet de compléter, d'attendre l'effet des antalgiques, de redécouvrir corporellement des zones non douloureuses, sources de bien-être. L'attention portée au corps n'est plus uniquement centrée sur la douleur et, dans certaines situations, il s'agit même d'une décentration complète de l'individu.

4.2. Le repos et l'activité

▶ Le repos

Le repos est un élément fondamental dans un grand nombre de douleurs aiguës, en particulier en pathologie ostéo-articulaire, mais il ne doit pas se prolonger. Dans certains cas, l'immobilisation d'un segment du rachis, d'un membre ou d'une articulation par une orthèse peut apporter un soulagement.

▶ L'activité

Il faut malgré tout conserver le plus possible une activité dans tous les types de douleur, dès que possible. Le traitement antalgique devra être adapté aux phases d'activité des patients, en anticipant avant l'effort, avant une mobilisation

4.3. Les agents physiques

Un grand nombre d'agents physiques sont utilisés, parfois sans validation scientifique. L'effet placebo joue sans doute un rôle non négligeable. On peut ainsi appliquer de la chaleur, du froid (cryothérapie), des vibrations.

4.4. Les massages

Le massage a un rôle antalgique limité : maximum 1 à 2 heures. Les effets des massages sont en partie d'origine mécanique, mais ils font aussi intervenir des mécanismes réflexes d'ordre vasomoteurs, neuromusculaires et psychomoteurs au niveau de la peau, des tissus conjonctifs et des muscles. Les manœuvres classiques sont au nombre de cinq : l'effleurage, le glissé profond, le pétrissage, les vibrations et les percussions... C'est une technique paramédicale réservée aux kinésithérapeutes, mais des massages antalgiques ou relaxants peuvent être appliqués par d'autres soignants, sur indication. Les stimulations périphériques antalgiques possèdent la caractéristique commune de soulager la douleur : il s'agit de techniques de contre stimulation ou de contre irritation.

4.5. La neurostimulation transcutanée ou TENS

La neurostimulation transcutanée (transcutaneous electrical neurological stimulation TENS) est utilisée depuis 1965 à la suite de l'intérêt soulevé par la théorie du portillon ou « gate control » de Wall et Melzack. Ces auteurs ont proposé, puis démontré que les afférences primaires de gros calibre (Aα et Aβ) exercent un effet inhibiteur spécifique sur les neurones de transmission de la douleur de la corne dorsale de la moelle. **L'appareillage** consiste en un générateur portable (alimenté par piles), délivrant des impulsions rectangulaires biphasiques, sur lequel on peut régler en général la fréquence et l'intensité de stimulation. La stimulation est délivrée au travers d'électrodes de surface. Le choix des sites de stimulation est guidé par la topographie de la douleur et par les données de l'examen clinique : recherche d'un trouble sensitif, de points douloureux.

TENS

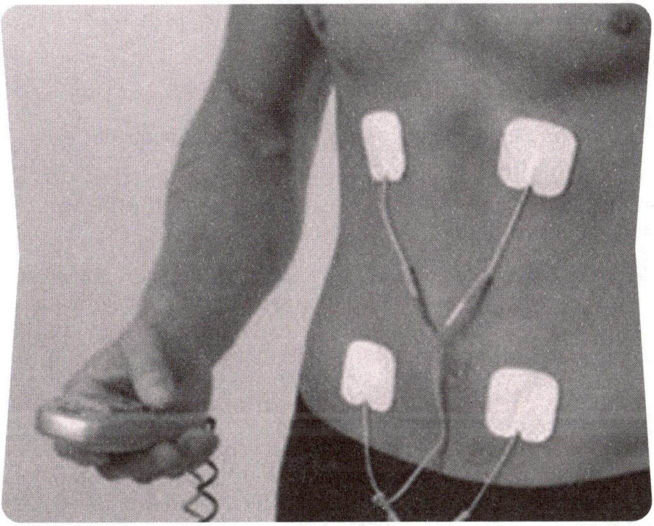

4.6. Autres techniques locales

▶ **L'acupuncture :** il s'agit d'une méthode thérapeutique utilisée depuis presque 2000 ans par la médecine chinoise traditionnelle. Certaines études tendent à montrer qu'il existe un effet antalgique mais encore controversé.

▶ **La mésothérapie :** technique inventée en 1952 par un médecin français le Dr Pistor, consiste à injecter au niveau du site de la lésion, par voie intradermique ou sous-cutanée superficielle, des médicaments à très faible concentration. Aucune étude n'a permis de prouver son efficacité.

4.7. La radiothérapie antalgique

La radiothérapie antalgique est réservée pour la majorité des cas à des douleurs d'origine cancéreuse, le plus souvent secondaires à des métastases osseuses. Elle est utilisée à but antalgique palliatif, associée à la chirurgie, aux traitements spécifiques de la pathologie causale et aux traitements médicamenteux de la douleur.

4.8. Les techniques chirurgicales

Au départ neurochirurgie lésionnelle, interrompant des voies de la douleur, la neurochirurgie est maintenant conservatrice et a essentiellement recours à des neurostimulations. Elle consiste à implanter des stimulateurs dans la moelle épinière ou certaines zones du cerveau.

4.9. Approches cognitives et comportementales

La thérapeutique cognitivo-comportementale recouvre :

▶ des techniques **comportementales :** centrées sur les manifestations observables de la douleur en utilisant des techniques de relaxation, de gestion du stress...

▶ des techniques **cognitives** qui cherchent à modifier les contenus et les processus mentaux mal adaptés, facteurs de majoration de la perception de la douleur. Ces techniques agissent sur les composants affectifs et émotionnels (anxiété, dépression...).

4.10. Les techniques de psychothérapie

Une approche psychothérapique peut être proposée, à discuter avec le patient pour définir le type de psychothérapie. Les psychothérapies doivent être si possible adaptées à la prise en charge du douloureux chronique, éventuellement dans une structure multidisciplinaire. Le rôle de l'équipe infirmière est de savoir dépister chez le patient des éléments dépressifs ou des problématiques psychologiques indispensables à aborder dans la prise en charge de la douleur.

5 CONCLUSION

La douleur est un symptôme majeur à prendre en charge par l'équipe soignante. La connaissance par toute l'équipe des schémas thérapeutiques principaux, qu'ils soient médicamenteux ou non, est indispensable pour la prise en soins des patients douloureux, de manière optimale. Par ailleurs, il ne peut y avoir d'information et / ou d'éducation efficientes sans une connaissance approfondie des traitements. Dans tous les cas, une mise à jour permanente des connaissances sur la douleur, de manière à être le plus performant possible dans la prise en soins des patients algiques, sera nécessaire ultérieurement pour l'ensemble de l'équipe.

Chapitre 7

LE RÔLE INFIRMIER DANS LA SURVEILLANCE DES EFFETS INDÉSIRABLES LIÉS AUX ANTALGIQUES

La prise en charge de la douleur nécessite également d'évaluer et de traiter les éventuels effets indésirables ressentis par les patients. Ces effets indésirables sont nombreux, fréquents, et peuvent être souvent la cause de l'échec d'une prise en charge, alors que les traitements sont efficaces. Dans cet aspect, le rôle infirmier est majeur, notamment du fait de sa proximité avec le patient. Dans un esprit didactique, nous ferons le choix d'aborder les effets secondaires sous l'angle des problèmes rencontrés le plus fréquemment par le patient, auxquels l'infirmière sera confrontée et pour lesquels elle devra, après analyse, proposer des solutions. Il s'agit de résolutions de problèmes relevant du rôle propre infirmier. Nous signalons par ailleurs que les problèmes traités ci-dessous ne sont pas exhaustifs mais représentent les situations les plus fréquentes.

1 LES TROUBLES DIGESTIFS

Ce sont les troubles les plus fréquemment rapportés par les patients.

1.1. Les nausées et vomissements

On les rencontre souvent avec la prise d'antalgiques centraux opioïdes forts ou faibles (morphine et ses dérivés, codéine seule ou associée au paracétamol, tramadol, néfopam) ainsi qu'avec les anti-inflammatoires non stéroïdiens. Pour les morphiniques, ces troubles surviennent la plupart du temps en début de traitement et une tolérance se développe habituellement rapidement mais ils peuvent être source d'inconfort pour le patient. Alors la prescription d'un antiémétique peut s'avérer nécessaire, voire un changement d'opioïde.

Cependant pour certaines personnes si ces troubles sont importants, ils peuvent être à l'origine d'une anorexie, de désordres électrolytiques, de déshydratation, d'altération de l'état général (physique et psychique), de refus du traitement.

Sur le plan infirmier, il convient d'informer le malade sur l'éventualité de ce désagrément et de sa durée limitée en début de traitement. On surveillera la fréquence des nausées et des vomissements (quantité, qualité) et les apports alimentaires du patient.

RÈGLES HYGIÉNO-DIÉTÉTIQUES UTILES EN CAS DE NAUSÉES-VOMISSEMENTS INDUITS PAR LES TRAITEMENTS ANTALGIQUES

1. Éviter les endroits et les aliments dont les odeurs sont sources de nausées, aider le patient à les répertorier.
2. On peut conseiller de sucer des bonbons à la menthe ou au citron.
3. Les aliments froids ou tièdes, les crèmes, les glaces sont conseillés car souvent moins odorants et plus faciles à manger. Les céréales, biscottes sont plus faciles à digérer.
4. Proposer un environnement et des présentations attrayantes, varier les menus.
5. Fractionner les repas : plusieurs petits repas légers ou collations, plutôt que 2 repas. Ne pas tenir compte des horaires mais plutôt des envies (dans la mesure du possible).
6. Recommander de ne pas boire pendant les repas pour faciliter l'alimentation mais de préférence environ une heure avant et après s'être alimenté.
7. Les boissons gazeuses fraîches (eau minérale, cola) peuvent aider à diminuer les nausées.
8. Conseiller de manger lentement pour favoriser la digestion.
9. Les aliments frits, gras, épicés, les sucres à élimination rapide sont déconseillés car plus difficiles à digérer.
10. En cas de vomissements : faire attendre le patient 1 ou 2 heures pour servir le repas. Faire rincer la bouche à l'eau froide.
11. Inciter le patient à faire des soins de bouche avant et après chaque repas.
12. De profondes inspirations et expirations peuvent diminuer les nausées.

1.2. Constipation et diarrhée

La constipation est essentiellement rencontrée avec l'utilisation des opioïdes forts et faibles. Elle est la conséquence d'une diminution du péristaltisme et des sécrétions digestives. De plus elle est favorisée par l'alitement prolongé, une diminution de l'absorption hydrique, certaines localisations tumorales et un régime pauvre en fibres. Les risques majeurs sont la constitution d'un fécalome et l'occlusion intestinale.

De manière prophylactique, il devrait être prescrit des stimulants du transit type mucilages (Transilane®, Spagulax®), ou des laxatifs osmotiques (Duphalac®, Importal®, Sorbitol), ou des laxatifs lubrifiants (Huile de paraffine, Lansoyl®).

On surveillera la fréquence, la quantité et la qualité des selles (à noter dans le dossier de soins), la survenue de ballonnements et de douleurs abdominales.

EN CAS DE CONSTIPATION LIÉE AUX ANTALGIQUES, L'INFIRMIÈRE PEUT DONNER LES CONSEILS SUIVANTS :

(En fonction de la pathologie, du type de douleur et des possibilités du malade – physique et psychologique –)

1. Boire au moins 2 litres par jour : eau aromatisée ou non, tisanes, potages, jus de fruits.
2. Prendre un grand verre d'eau glacée ou de jus de fruits au réveil.
3. Augmenter l'apport d'aliments riches en fibres : fruits crus, céréales, pain complet, légumes frais, pruneaux....
4. Faire de l'exercice régulièrement (marche), éviter l'alitement prolongé si possible.
5. Pratiquer des massages abdominaux doux (cadre colique) pour stimuler le péristaltisme.

Les diarrhées sont plus fréquemment induites par l'utilisation d'anti-inflammatoires non stéroïdiens. Les risques principaux sont des troubles électrolytiques, une déshydratation, et une altération de l'état général.

Si les selles sont très abondantes, cela peut nécessiter la prescription d'un antidiarrhéique.

On surveillera la fréquence des selles, leurs qualités et quantités ainsi que la perte de poids et l'état général.

EN CAS DE DIARRHÉE AU COURS DU TRAITEMENT, L'INFIRMIÈRE PEUT DONNER LES CONSEILS SUIVANTS :

1. Éviter la prise de température rectale.
2. Boire au moins 2 litres par jour : thé, tisane, eau, eau de riz, bouillon de légumes, jus de carottes, cola dégazé à température ambiante.
3. Proposer des repas fractionnés, plutôt liquides au début et légers.
4. Arrêter l'alimentation lactée, éviter le pain frais, les viandes en sauce, les fromages fermentés, les crudités, les fruits et les légumes crus, les céréales, les fruits secs, les pâtisseries, le sucre, le café et les boissons glacées, les épices.
5. Recommander une alimentation pauvre en fibres. Introduire progressivement du riz, des bananes bien mûres, des pommes vapeur, des carottes, des pâtes, de la gelée de coing, des pommes râpées.
6. Veiller au confort du patient (hygiène cutanée, change).

1.3. Gastralgies

Elles sont principalement dues aux anti-inflammatoires non stéroïdiens et à l'aspirine.

Le risque principal est l'hémorragie digestive. Les personnes à risque ou ayant des antécédents bénéficient le plus souvent d'un traitement préventif (anti-H2 inhibiteur de la pompe à protons) et il faut surtout éviter un traitement prolongé. L'apparition de douleurs gastriques ou abdominales doit être surveillée.

On recommandera d'éviter une alimentation susceptible d'augmenter le taux d'acidité de l'estomac (épices, tomates, agrumes, café, alcool...) ainsi que le tabac.

1.4. Sécheresse buccale

Elle est fréquente, et peut être due à de nombreux médicaments : aux morphiniques, aux neuroleptiques (Nozinan®), aux antidépresseurs (Anafranil®, Laroxyl®, Tofranil®), aux anticonvulsivants (Tegretol®), parfois même à la maladie sous-jacente. Hormis l'inconfort du patient généré par une bouche sèche, il y a un risque de lésion de la cavité buccale, de mycose.

Il peut être prescrit des traitements correcteurs de l'hyposialie (Sulfarlem®, Salagen®).

IL CONVIENT DE SURVEILLER RÉGULIÈREMENT LA CAVITÉ BUCCALE ET DE PRÉCONISER LES MESURES SUIVANTES :

1. Hygiène buccale rigoureuse : Brossage des dents matin et soir et après chaque repas avec une brosse à dents souple. Bien nettoyer entre les interstices dentaires. Bains de bouche.
2. Boire suffisamment (au moins 2 l / jour) : eaux minérales, thé, tisanes, cola (en faisant attention aux potomanies induites).
3. Sucer des glaçons, de la glace pilée, des glaces à l'eau, des sorbets, des bonbons à la menthe, des chewing-gums.
4. Suppression ou réduction du tabac et de l'alcool.
5. Nourrir et hydrater les lèvres avec un lubrifiant gras (cold cream®, lanoline, vaseline) ou stick labial.

2 TROUBLES DE LA VIGILANCE, SOMNOLENCE

Une question est à se poser. La somnolence est-elle un effet secondaire du traitement antalgique ou est-elle tout simplement une récupération du patient ?

En effet, un patient douloureux peut avoir des troubles du sommeil et, lorsqu'il est soulagé, s'octroyer des temps de récupération durant le nycthémère.

Cette problématique posée, considérons maintenant les traitements pouvant induire une somnolence. Elle peut être un simple effet indésirable du traitement lui-même, mais plus grave il peut s'agir d'un surdosage médicamenteux. Celui-ci peut être du à une erreur de posologie, à une association mal contrôlée (morphine et benzodiazépine), ou encore à une accumulation chez le patient insuffisant rénal. La somnolence devient un signe annonciateur d'une possible dépression respiratoire notamment avec la morphine, les benzodiazépines... **Cependant il est à noter qu'un traitement morphinique de la douleur bien conduit n'entraîne habituellement pas de problème respiratoire ou de somnolence pour le malade**.

LES MÉDICAMENTS ANTALGIQUES POUVANT ENTRAÎNER DES SOMNOLENCES SONT :

la morphine et ses dérivés, les benzodiazépines et tous les anticonvulsivants, les antidépresseurs, les neuroleptiques.

L'entretien avec le patient doit donner des informations relatives à l'impact de la douleur sur le sommeil, l'état de fatigue, ses habitudes de repos et permettre ainsi de différencier ce qui est de l'ordre de la récupération ou d'une possible complication.

L'infirmière doit évaluer le type de somnolence : le patient somnolent répond-il ou non aux stimulations ? Semble-t-il dormir très profondément ? Ronfle-t-il ?

Il faudra aussi rechercher une diminution voire une perte de conscience, un coma, une baisse de la fréquence respiratoire ou une polypnée superficielle ou des apnées, une bradycardie et une hypotension artérielle, un myosis afin de dépister un réel surdosage.

Surveiller mais ménager des temps de repos et de récupération surtout au début du traitement antalgique nous semble aussi important pour le bien-être du malade.

3 TROUBLES NEUROSENSORIELS ET NEUROPSYCHIQUES

Pratiquement tous les médicaments utilisés pour traiter les douleurs (que ce soit des antalgiques, des anti-inflammatoires ou agissant sur le système nerveux central) ont des effets neurosensoriels et neuropsychiques.

3.1. Les vertiges

Ils sont fréquemment retrouvés quel que soit le type de molécules et font l'objet de plaintes par les patients (morphine, anti-inflammatoires, antidépresseurs, neuroleptiques, antiépileptiques). Dans certains cas, ils peuvent faire l'objet de l'arrêt du traitement et en premier lieu par le patient lui-même.

3.2. Des mouvements anormaux

On peut retrouver des dyskinésies, des tremblements surtout avec des traitements neuroleptiques ou anticonvulsivants. Les myoclonies, les nystagmus et les crises convulsives sont plus rares et sont parfois le fait de la morphine ou des antidépresseurs.

3.3. Les troubles de l'humeur et du comportement

Ils peuvent être observés avec les morphiniques, les anti-inflammatoires et tous les traitements du système nerveux central. Ce peut être une euphorie, de l'excitation, de la confusion, de l'agitation, de l'agressivité, des angoisses, des hallucinoses, des hallucinations, des levées d'inhibition.

L'infirmière devra surveiller l'apparition de modifications du comportement et/ou de l'humeur. Les informations données par les proches quant à un éventuel changement de comportement du patient seront prises en compte et analysées par l'infirmière qui, à son tour, avertira le médecin prescripteur. Dans certaines situations, il pourra être fait appel à un psychologue ou un psychiatre.

En cas d'apparition de ces troubles, l'infirmière s'assurera de la mise en place de mesures garantissant la sécurité physique et psychologique du malade et des autres patients ou des proches (fermeture des fenêtres, isolement du patient, rangement des objets à risque, écoute des plaintes du malade et des autres personnes, les rassurer...).

L'infirmière pour être efficace, ne doit pas hésiter à faire appel à d'autres collègues ou à d'autres professionnels si elle ne peut gérer seule la situation.

3.4. Troubles cognitifs à type de désorientation, de troubles de la mémoire, de l'attention, et du jugement

Ces troubles sont dus essentiellement à la morphine. Il s'agit surtout de rassurer le patient et de lui donner des points de repère dans le temps et l'espace, de l'informer afin de diminuer l'anxiété induite par la situation. Il peut s'avérer utile dans certains cas (utilisation de fortes doses de morphine chez les patients cancéreux, personnes âgées) d'utiliser un outil de mesure de l'atteinte cognitive comme le Mini Mental State Examination de Folstein ou MMSE, par exemple.

Les troubles de la vigilance peuvent se retrouver avec de nombreux traitements (hormis les anti-inflammatoires), le plus souvent lors de doses importantes. Il faut principalement surveiller l'évolution et rassurer le patient, car il s'agit le plus souvent d'effets transitoires liés à la dose.

4 CONCLUSION

Les effets indésirables des traitements sont une source de plaintes fréquentes des patients, déjà fragilisés par leur expérience douloureuse. Ils risquent, s'ils ne sont pas pris en compte, de mettre en échec l'ensemble de la prise en charge. La gestion de ces effets indésirables passe par une collaboration entre l'équipe infirmière et médicale, permettant une évaluation la plus précise possible, pour adapter les traitements et leurs dosages, proposer des techniques pharmacologiques ou non, afin de poursuivre une prise en charge efficace de la douleur.

Chapitre 8

PRISE EN SOINS DES DOULEURS POST-OPÉRATOIRES

CAS N° 1 : RÉSECTION ENDOSCOPIQUE DE LA PROSTATE

M. A, est un homme de 69 ans, retraité actif qui vit avec sa femme. M. A, est suivi régulièrement, depuis 2004, pour une hypertrophie de la prostate. Après une augmentation progressive du volume de la prostate, et une pollakiurie l'obligeant à se lever 3 fois la nuit pour uriner, il est décidé de programmer une résection de la prostate par voie endoscopique, avec l'installation d'une péridurale pour l'analgésie per et post-opératoire.

Au retour en salle de surveillance post-interventionnelle (SSPI), le patient est calme, détendu, non douloureux, se plaignant uniquement d'avoir froid. L'installation confortable et le réchauffement par une couverture chauffante vont très vite le soulager. Il est porteur d'une sonde vésicale à double courant, permettant un lavage vésical en continu, et d'une voie veineuse périphérique.

Après une prise des paramètres vitaux (prise de pression artérielle, pulsations, fréquence respiratoire..), l'équipe de SSPI s'informe de l'horaire de la dernière injection réalisée dans le cathéter de péridurale. Une EVA de contrôle est réalisée à l'entrée en SSPI et le médecin présent testera l'efficacité du bloc sensitif du patient. Un bolus de morphine® dans le cathéter de péridurale est prévu durant la période de SSPI, sous contrôle des paramètres vitaux habituels. Cette réinjection permettra de couvrir la période douloureuse post-opératoire.

Une prescription médicale de Dafalgan® gélule, 1 g x 4/24 h sera réalisée pour prévenir toute douleur post-opératoire, en relais de l'analgésie par péridurale.

CAS N° 2 : PROTHÈSE DE HANCHE

Mme L., âgée de 75 ans, a été adressée aux urgences pour une fracture du col fémoral gauche, suite à une chute dans ses escaliers. L'orthopédiste décide d'opérer Mme L. à 22 heures le jour même, pour une prothèse intermédiaire. L'intervention est réalisée sous anesthésie générale.

À l'arrivée en SSPI, Mme L. est parfaitement réveillée et commence à s'agiter, elle demande des précisions sur l'intervention réalisée. Elle est porteuse de 2 voies veineuses périphériques et d'un Perfalgan® 2 grammes en IVL. Elle dit ressentir une douleur au niveau de la jambe gauche. Après la prise des paramètres vitaux et l' évaluation de la douleur, une titration de Morphine est débutée dans l'objectif de proposer à Mme L., une PCA. L'évaluation de l'efficacité (EVA inférieure ou égale à 3) permettra de trouver le bon dosage analgésique pour la patiente.

Mme L. sera très vite soulagée et un réchauffement par couverture chauffante lui assurera un confort de réveil important. La qualité de prise en charge de l'équipe soignante et notamment l'écoute permettront à Mme L. d'être moins inquiète quant à son devenir. Mme L. n'ayant pu avoir toutes les informations concernant l'utilisation de la PCA, au vu des circonstances de son hospitalisation, recevra des explications supplémentaires par l'équipe soignante. Cet accompagnement permettra à Mme L. de gérer elle-même sa douleur post-opératoire, dès le retour dans sa chambre quelques heures plus tard.

Une des principales inquiétudes des patients avant la chirurgie est la question de la douleur liée à l'intervention. Ceci est également une préoccupation pour toute l'équipe qui prend en charge ces futurs opérés. On constate ainsi qu'il existe une composante affective importante dans la douleur post-opératoire, il s'agit habituellement d'un état d'anxiété.

Nous verrons dans ce chapitre quelles sont les caractéristiques des douleurs liées aux interventions chirurgicales, quelles sont les techniques d'évaluation les plus adaptées et quels sont les traitements optimaux. Nous envisagerons essentiellement la douleur post-opératoire prise en charge dans les SSPI (salles de surveillance post-interventionnelle) ainsi qu'en réanimation.

1 CARACTÉRISTIQUES DES DOULEURS POST-OPÉRATOIRES

1.1. Présentation clinique des douleurs post-opératoires

La douleur post-opératoire se caractérise par une douleur de forte intensité évoluant sur une durée brève. Il s'agit essentiellement de douleurs par excès de nociception.

La douleur post-opératoire présente deux caractéristiques fondamentales :
- elle est prévisible
- elle est transitoire.

La douleur post-opératoire est habituellement d'emblée maximale et va décroître progressivement en 2 à 4 jours. Notons cependant que cette douleur est très variable selon le type de chirurgie, selon l'anesthésie utilisée, selon la lésion sous-jacente, et selon les patients. On estime ainsi que 5 à 20 % des patients ne souffrent pas en post-opératoire.

DIFFÉRENTES COMPOSANTES SOMATIQUES DE LA DOULEUR POST-OPÉRATOIRE

▶ **Composante cutanée** en relation avec l'incision par libération de substances algogènes.

▶ **Composante somatique** profonde secondaire aux lésions nerveuses des aponévroses, des muscles, de la plèvre ou du péritoine, qui peut entraîner une sensation désagréable diffuse viscérale, qui est ressentie localement ou au niveau d'une zone de projection.

▶ **Composante viscérale,** conséquence des traumatismes chirurgicaux caractérisée par une douleur localisée au niveau du foyer opératoire ou au niveau d'une zone de projection pariétale.

Il existe en général une **composante neuropathique** par section de fibres nerveuses, et une **composante nociceptive** par des phénomènes inflammatoires, associée à des contractures musculaires réflexes.

1.2. Facteurs influençant l'intensité des douleurs post-opératoires

De nombreux facteurs peuvent influencer la survenue, l'intensité, les caractéristiques et la durée de la douleur post-opératoire:

- **l'état psychologique pré-opératoire du patient :** l'anxiété, la dépression ou l'angoisse, voire les troubles du sommeil. Le lien entre l'anxiété et la douleur est connu. Une information claire et apaisante permet de diviser par deux les besoins en morphine post-opératoire.

- **l'état physiologique du patient :** en particulier la douleur préopératoire.

- **la qualité de la préparation psychologique et pharmacologique :** notons l'importance des motivations pour l'intervention, les informations pré-anesthésiques, l'entourage, l'environnement, la consultation anesthésique.

- **la chirurgie :** le type d'incision, la chirurgie lourde, la durée de l'intervention.

- **le protocole d'analgésie per-opératoire** et notamment la quantité de morphine administrée durant l'intervention.

- **la qualité des soins per et post-opératoires :** la sonde gastrique, les nausées et vomissements, les hoquets, les rêves et hallucinations, le mal de gorge (lié à l'intubation), l'immobilisation, sont également d'autres facteurs pouvant majorer la douleur ressentie en post-opératoire.

VARIATIONS DE LA DOULEUR SELON LE SITE OPÉRATOIRE

Le site opératoire a une influence sur l'intensité de la douleur. On peut noter, **par ordre décroissant d'intensité de la douleur :** la chirurgie thoracique - sus-ombilicale – orthopédique (hanche genou) – ano-rectale – rénale - sous-ombilicale – autres...

Durée et intensité prévisibles de la douleur post-opératoire en fonction du type de chirurgie

	Durée inférieure à 48 heures	Durée supérieure à 48 heures
DOULEUR FORTE	Cholécystectomie (Laparotomie) Adénomectomie prostatique (voie haute) Hystérectomie (voie abdo) Césarienne	Chirurgie abdo sus et sous mésocolique Œsophagectomie Hémorroïdectomie Thoracotomie Chirurgie vasculaire, rénale, articulaire Rachis Amygdalectomie
DOULEUR MODÉRÉE	Appendicectomie, Hernie inguinale, Vidéochirurgie thoracique, Hystérectomie vaginale, Chirurgie gynécologique mineure, Coelioscopie gynécologique, Mastectomie, Hernie discale, Thyroïdectomie, Neurochirurgie	Chirurgie cardiaque Hanche Chirurgie ORL (larynx, pharynx)
DOULEUR FAIBLE	Cholécystectomie (coelio) Prostate (Résection) Chirurgie urologique mineure, Circoncision, IVG/curetage, Chirurgie ophtalmologique	

1.3. Les conséquences de la douleur post-opératoire

La douleur post-opératoire est un phénomène aigu qui peut avoir de nombreuses conséquences, somatiques et psychiques, parfois même à distance de l'épisode :

▶ **sur le plan respiratoire :** diminution de la capacité vitale par blocage volontaire ou involontaire des muscles thoraciques, abdominaux ou diaphragmatiques. Une contracture réflexe des muscles thoraciques inhibant la toux et l'inspiration profonde, une distension ou une compression abdominale peuvent limiter les mouvements du diaphragme.

▶ **perturbations circulatoires et métaboliques** avec augmentation du débit cardiaque, de la pression artérielle et de la consommation d'oxygène.

▶ **modifications gastro-intestinales,** à type d'iléus (ralentissement du péristaltisme). Ce mécanisme réflexe se retrouve également au niveau du tractus urinaire, pouvant entraîner une rétention. Sont souvent aussi présents des nausées et des vomissements.

▶ **altération du métabolisme dû au stress.**

▶ **augmentation du risque de thrombophlébite post-opératoire** par retard de la mobilisation et du lever du patient.

▶ **retentissement sur l'humeur et le comportement** avec possibilité d'état d'agitation et d'agressivité et modification du rythme nycthéméral.

▶ **séquelles psychiques,** pouvant agir sur la mémoire et le comportement si la durée et l'intensité de la douleur ont été importantes.

2 ÉVALUATION DES DOULEURS POST-OPÉRATOIRES

L'évaluation de la douleur post-opératoire et de l'efficacité de la prise en charge est indispensable, de façon régulière et rapprochée. Dans ce contexte, la difficulté réside dans le fait que l'entretien d'évaluation est souvent impossible à réaliser à l'entrée en SSPI (salles de surveillance post-interventionnelle), voire en réanimation, en raison de l'état de conscience des patients. On essaiera alors de privilégier les techniques d'analgésie par anticipation des besoins. Mais dès que cela est possible, l'entretien d'évaluation doit être réalisé pour connaître la localisation de la douleur, sa qualification, son intensité, sa périodicité…

2.1. La mise en place de l'évaluation de la douleur post-opératoire

Plusieurs questions doivent se poser :

▶ Quels sont les objectifs de l'évaluation de la douleur ?

- la reconnaissance de la douleur pour adapter le traitement
- le contrôle de l'intensité de la douleur et ses fluctuations
- le contrôle de l'efficacité du traitement
- la prévention et/ou le dépistage des effets secondaires liés au traitement

▶ Quand évaluer la DPO ?

- à la consultation d'anesthésie, informations concernant la douleur post-opératoire
- dès la sortie du bloc opératoire, dès que le patient est réveillé
- toutes les 4 heures systématiquement
- et 1 heure après chaque changement de thérapeutique ou de seringue
- au repos et lors des mobilisations, lors des soins++++

Les données transcrites sur des feuilles de surveillance permettront d'adapter et de modifier le traitement antalgique en fonction de la douleur et de son retentissement, et ainsi d'offrir au patient un confort post-opératoire optimal.

2.2. Les outils d'évaluation de la douleur post-opératoire

L'évaluation de la douleur post-opératoire sera basée sur une bonne connaissance et l'utilisation adéquate par les soignants des outils de mesure de la douleur.

▶ Chez les patients conscients : les outils d'auto-évaluation

Nous disposons actuellement de différentes échelles. L'auto-évaluation chez l'adulte et chez l'enfant de plus de 5 ans est la règle. Les méthodes unidimensionnelles ont l'avantage d'être simples, rapides, faciles à l'utilisation et validées. Parmi elles, l'échelle visuelle analogique (EVA) est l'outil de référence. L'échelle numérique simple de 0 à 10 et l'échelle verbale simple à quatre niveaux sont également des méthodes fiables pour l'évaluation de la douleur aiguë post-opératoire.

▶ **Chez les patients non interrogeables : on utilisera les méthodes basées sur l'évaluation comportementale du patient (hétéro-évaluation).**

La consommation en morphinique par PCA peut constituer un indice indirect de mesure de la douleur.

Notons qu'en post-opératoire nous prendrons en compte également le retentissement physiologique de la douleur lors du relevé des paramètres cardiaques et respiratoires notamment (Pression artérielle, Fréquence cardiaque, Fréquence respiratoire) mais également lors de l'évaluation clinique du patient.

Dans ces deux secteurs d'hospitalisation que sont la SSPI et la réanimation, d'autres échelles d'évaluation peuvent être utilisées, et notamment des échelles de sédation/analgésie.

Le Score de Ramsay : mesure la douleur, l'anxiété, la posture et l'agitation	
1	Anxieux et agité
2	Coopérant, orienté et tranquille
3	Répond seulement à la commande
4	Vive réponse à une légère stimulation de la glabelle
5	Faible réponse à une légère stimulation de la glabelle
6	Aucune réponse à une légère stimulation de la glabelle

EN PRATIQUE

- toujours utiliser la même échelle
- recueil écrit des différentes données
- associer EVA, EN ou EVS à une échelle comportementale
- associer une échelle de sédation
- mesurer le retentissement sur la fonction respiratoire
- en cas de discordance : réévaluation

PATIENT SOULAGÉ SI :

- EVA ou EN inférieur à 40
- Ou sur EVS : douleur absente ou faible
- Ou Échelle comportementale niveau 1
- Le patient ne sera admis à quitter la SSPI que si son EN ou son EVA sont inférieures à 40.

3 RÔLES INFIRMIERS DANS LES DOULEURS POST-OPÉRATOIRES

3.1. Prévention des douleurs post-opératoires

3.1.1. Il existe deux moyens théoriques majeurs de prévention de la douleur post-opératoire

▶ **la première possibilité** consiste à mettre en place une analgésie préventive, avant la stimulation douloureuse chirurgicale, mais celle-ci n'a pas véritablement fait ses preuves.

▶ **la deuxième** consiste à associer diverses mesures anesthésiques et chirurgicales visant à bloquer la survenue ou à diminuer l'intensité de la douleur post-opératoire : les traitements antalgiques, les infiltrations pariétales ainsi que les anesthésies locorégionales, réalisées **avant la fin de l'acte chirurgical**, ont un effet de réduction des scores de douleur post-opératoire.

3.1.2. Toutefois, d'autres éléments vont permettre de réduire la douleur post-opératoire

▶ une préparation psychologique du patient avec des explications précises des évènements de la période post-opératoire (drains, cathéters...), une information précise et détaillée sur la nécessité d'évaluer la douleur post-opératoire et sur la méthode de mesure choisie, une information sur les protocoles de prise en charge de la douleur post-opératoire, des produits et techniques.

▶ notons également l'importance de la préparation psychologique à l'intervention dans le service d'hospitalisation et lors de l'arrivée au bloc opératoire.

▶ la qualité du geste chirurgical : manœuvres peu traumatisantes, hémostase soigneuse, diminuant l'œdème et l'hématome, choix de la voie d'abord et de l'incision.

- le choix d'une technique d'anesthésie comportant le maintien d'une analgésie post-opératoire.
- la mise en place d'une analgésie combinée ou balancée : il s'agit de la mise en place d'une association d'antalgiques de classes différentes, n'ayant pas le même mécanisme d'action.

Tous ces éléments, pris en charge par l'équipe, vont avoir un effet réel sur la douleur post-opératoire.

3.2. Les techniques médicales de prise en charge des douleurs post-opératoires et les surveillances à mettre en place par l'équipe

Les règles générales de prescription d'antalgiques sont définies dans le cadre de protocoles standardisés de traitement et de surveillance de la douleur post-opératoire. Un médecin anesthésiste doit être joignable 24 heures sur 24, pour répondre à toute demande particulière. Il est important d'administrer tôt les antalgiques dès la période per-opératoire, de façon à obtenir l'effet maximal de l'analgésie dès le réveil.

3.2.1. Analgésie par voie générale par les analgésiques non morphiniques

Ils sont recommandés seuls, après une chirurgie ambulatoire, ou après une chirurgie peu douloureuse. Ils seront administrés avant la fin de l'acte chirurgical. Ils pourront être associés à d'autres techniques analgésiques pour optimiser l'analgésie en particulier pour les chirurgies les plus douloureuses.

Seront utilisés les anti-inflammatoires non stéroïdiens, par voie IV, administrés 30 à 60 minutes avant la fin de l'intervention (Voltarène®, Profenid®). Ils ont un effet analgésique certain en période post-opératoire. Ils peuvent être utilisés seuls en cas de douleur modérée, ou en association avec du Paracétamol, pour des douleurs intenses. Le Paracétamol peut également être utilisé seul après une chirurgie mineure ou peu douloureuse.

D'autres traitements pourront être utilisés et notamment le Tramadol, utilisé pour les douleurs modérées à sévères, le Nefopam, et la Kétamine.

3.2.2. Analgésie par voie générale par les morphiniques

La morphine est le produit de référence de l'analgésie post-opératoire, car elle est efficace sur les douleurs par excès de nociception et son effet est dose-dépendant.

▶ **La Morphine par voie S/C :** Cette voie d'administration concerne les douleurs sévères peu fréquentes, car les limites en sont son délai d'action (1 heure pour l'effet maximal) et la variabilité interindividuelle de la dose efficace. Il faut préférer la voie injectable IV, beaucoup plus maniable.

▶ **La titration :** Elle consiste à administrer par voie IV une quantité fractionnée de morphine (2 à 3 mg chez l'adulte, toutes les 5 à 10 minutes) jusqu'à obtenir un soulagement jugé satisfaisant par le patient, ce qui correspond à une concentration plasmatique efficace. Après ce soulagement initial, le relais est ensuite réalisé par voie sous-cutanée ou PCA IV. C'est une méthode efficace et sûre. Cette méthode permet d'obtenir une concentration plasmatique minimale efficace de morphine pour laquelle la douleur est calmée.

▶ **Mise en œuvre et surveillance de la titration :** on considère que la titration est terminée lorsque l'EVA est inférieure ou égale à 3 et/ou lorsque le patient commence à somnoler.

3.2.3. Analgésie auto-contrôlée par voie intra-veineuse (Patient-controlled analgesia/PCA)

La technique de la PCA est un système actif de perfusion, régulé par le patient lui-même, dans les limites prescrites par le médecin. La PCA permet ainsi au patient de maintenir stable une concentration efficace, obtenue lors de la titration, avec une administration minimale de produit. La PCA améliore le confort et la satisfaction des patients, en réduisant leur niveau d'anxiété, elle permet une gestion de la douleur par le patient lui-même, et libère les soignants des traitements, leur permettant de se consacrer à l'évaluation et aux soins du patient.

L'ANALGÉSIE AUTO-CONTRÔLÉE PAR VOIE INTRA-VEINEUSE EN PRATIQUE : PCA

Cette technique permet au patient de s'administrer lui-même, à partir d'une pompe informatisée et programmée, de faibles bolus d'antalgiques. Cette technique permet d'améliorer la qualité d'analgésie car le patient évalue l'intensité de sa douleur et satisfait sans délai à la demande d'analgésique. L'objectif, tout comme la titration, étant d'obtenir la concentration minimale plasmatique efficace de morphine.

▶▶▶

Les réglages des paramètres sont : la dose unitaire (bolus de 1 mg dans 1 mL), une période réfractaire de 7 minutes pendant laquelle le patient ne peut recevoir de bolus, et la dose maximale horaire facultative.

La PCA permet un réel confort du patient, car le taux de satisfaction est très élevé (supérieur à 90 %). Par contre elle est inefficace pour calmer les douleurs provoquées, comme celles qui surviennent à la toux ou au cours des séances de mobilisation ou de kinésithérapie, après des chirurgies majeures abdominales, thoraciques ou orthopédiques.

▶ Indications de la PCA par voie parentérale

La PCA est habituellement prescrite dans 3 situations :

- en post-opératoire d'une chirurgie douloureuse
- en douleur aiguë
- en soins palliatifs lorsque la voie parentérale est retenue

▶ Surveillance d'un patient sous PCA

L'utilisation de la PCA nécessite la formation du personnel infirmier, avec réactualisation de cette formation. Des protocoles seront établis pour les prescriptions et pour la conduite à tenir en cas de survenue de complications et/ou d'effets secondaires. La surveillance portera sur la qualité de l'analgésie : et notamment par l'évaluation au repos (EVA, EVS,ENS), et sur la fonction respiratoire qui sera évaluée de façon clinique par l'état de sédation du patient et la mesure de sa fréquence respiratoire.

Échelle de sédation morphinique
0 = pas de sédation
1 = patient somnolent, stimulable verbalement
2 = patient somnolent, stimulable tactilement
3 = patient non réveillable, comateux

▶ Les effets indésirables observés lors d'une PCA sont ceux du surdosage morphinique :

- la somnolence
- la bradypnée et les apnées : les incidents de type d'apnée sont très rares et correspondent à des erreurs humaines
- les nausées et vomissements
- la rétention d'urines
- le retard du transit intestinal
- le prurit.

▶ Dépistage des problèmes techniques d'une PCA

Il faudra également vérifier les paramètres de la pompe, noter la dose cumulée de morphine, le nombre de bolus demandés et effectivement reçus et vérifier la perméabilité de l'abord veineux, ainsi que la bonne position de la valve antireflux.

▶ Arrêter une PCA

L'arrêt de la PCA se fait en fin de période douloureuse, lorsque le nombre de demandes du patient a diminué considérablement. La poursuite du traitement se fait par voie orale, si cela est possible. À savoir que l'arrêt du traitement antalgique se fait toujours très progressivement.

CONDUITE À TENIR SI INCIDENT EN COURS DE PCA

- faire appeler l'anesthésiste
- arrêter la PCA
- stimuler le patient à respirer
- administrer de l'oxygène
- administrer du Narcan® si fréquence respiratoire inférieure à 10 et sédation égale ou supérieure à 2, selon protocole établi.

3.2.4. Les techniques d'anesthésie locorégionale

▶ L'analgésie péridurale

L'analgésie péridurale peut se faire en lombaire ou thoracique. Elle est surtout indiquée après une chirurgie du thorax et de l'abdomen ainsi que pour la chirurgie orthopédique. Cette technique permet d'assurer le confort du patient, de faciliter la récupération des perturbations liées à l'acte chirurgical, de diminuer la morbidité post-opératoire, et enfin de raccourcir la durée d'hospitalisation et de convalescence.

Les médicaments utilisés sont les morphiniques (Fentanyl®, Sufentanyl®, morphine®), avec des doses utilisées en péridurale de 5 à 10 fois inférieures à celles utilisées par voie intraveineuse, et en association avec des anesthésiques locaux (bupivacaïne : Marcaïne®). Nous ajouterons que l'association des anesthésiques locaux et des morphiniques a un effet synergique qui améliore la qualité de l'analgésie et permet de réduire la dose de chaque produit. Il existe trois méthodes d'administration par voie péridurale : injection en bolus, en perfusion continue et analgésie contrôlée par le patient (PCA). Cette technique permet ici aussi une analgésie de très bonne qualité. Elle présente également pour avantage le fait de diminuer le stress chirurgical.

▶ L'analgésie par voie périmédullaire, ou rachianesthésie

C'est la rachianalgésie, pour des chirurgies importantes, abdominales ou thoraciques. Les échecs sont exceptionnels, la puissance dépend de la dose de morphine administrée à petites doses, les dépressions respiratoires sont rares et la durée de l'analgésie est prolongée pendant au moins une vingtaine d'heures. Deux possibilités d'administration que sont l'injection unique, ou la pose d'un cathéter permettant l'administration continue de morphine.

▶ La surveillance du patient après analgésie spinale

Lors de l'utilisation de ces deux techniques, le but de la surveillance sera d'évaluer la qualité de l'analgésie, la satisfaction des patients et de rechercher les effets secondaires ou les complications du traitement.

Une surveillance de la pression artérielle et du niveau sensitif ainsi que du bloc moteur est indispensable. Le bloc moteur est classiquement évalué en clinique par la capacité pour le patient de soulever le membre inférieur tendu au-dessus du plan du lit.

Il s'agira également de surveiller l'apparition des complications : des céphalées post-opératoires précoces peuvent être consécutives à une brèche méningée, inhérente à la technique lors des injections intrathécales, ou involontaire lors des injections péridurales. Nous noterons toutefois que les paresthésies ou lésions neurologiques (moins fréquentes) et la paraplégie sont des complications exceptionnelles.

S'ajoutent les complications dues aux anesthésiques locaux : le retentissement hémodynamique dépendra de l'étendue du bloc sympathique, de la volémie du patient et de l'utilisation de solution adrénalinée. L'injection IV ou intrathécale d'anesthésiques locaux peut entraîner des troubles du rythme, un collapsus, une rachianesthésie.

De plus, les complications dues aux morphiniques sont surtout à type de dépression respiratoire, mais ce risque est faible et dépend de la dose administrée. Toutefois une surveillance de la respiration et de l'oxymétrie de pouls permettra de détecter la désaturation artérielle en oxygène, complication majeure de la dépression respiratoire. La surveillance sera réalisée toutes les 2 heures dans les 12 premières heures, puis à 4 heures ultérieurement jusqu'à l'ablation du dispositif.

▶ Les blocs périnerveux périphériques

Les blocs plexiques et tronculaires sont utilisés pour la période péri-opératoire et permettent d'assurer l'anesthésie per-opératoire et l'analgésie post-opératoire. L'utilisation d'un neurostimulateur, pour la recherche du nerf à anesthésier, est systématique et permet de diminuer le risque de lésions nerveuses. Après ce repérage, l'injection lente et fractionnée d'anesthésique local, après des tests d'aspiration, se fait dans le territoire choisi.

Nous citerons quelques techniques spécifiques en fonction des chirurgies :

- **Le bloc interscalénique** concerne la chirurgie arthroscopique ou conventionnelle de l'épaule, du coude, permettant également la pose d'un cathéter.

- **le bloc axillaire** est réservé à la chirurgie du coude, du poignet et de la main. L'analgésie est d'excellente qualité et permet une rééducation intensive immédiate.

- **les blocs analgésiques du membre inférieur** concernent essentiellement le bloc « 3 en 1 » : bloc ilio-fascial par pose d'un cathéter dans l'espace inguinal qui sera très intéressant dans la chirurgie du genou notamment.

• Deux autres techniques sont utilisées au membre inférieur : **l'analgésie intra-articulaire et le bloc du nerf sciatique au creux poplité.**

Les anesthésiques locaux les plus utilisés sont la Lidocaïne, la Mepicavaïne et la Bupivacaïne. L'analgésie post-opératoire peut être prolongée par la mise en place d'un cathéter permettant la réinjection de doses d'anesthésique local.

• **Les blocs thoraciques :** Citons également les blocs paravertébraux et intercostaux en injection unique qui peuvent être utilisés pour l'analgésie de la paroi, notamment après thoracotomie.

3.3. Prise en soins des patients douloureux en post-opératoire

▶ Prévoir un antalgique de façon anticipée

Avant un examen clinique douloureux, une mobilisation pendant la rééducation ou lors d'un soin infirmier tel que la réfection d'un pansement, il faudra s'assurer de la prescription d'un antalgique dans des délais suffisants.

▶ Avoir recours le plus possible aux moyens non médicamenteux

Pour les patients en post-opératoire immédiat, qu'ils soient en SSPI ou en réanimation, nous avons à notre disposition des moyens non médicamenteux qui ont fait leurs preuves dans le soulagement de la douleur et le confort du patient. En effet, ces différents moyens ont permis de diminuer de façon conséquente la consommation d'antalgiques et la durée d'hospitalisation des patients. Ils influent même directement pour certains d'entre eux sur le taux de morbidité et de mortalité, en réanimation.

Ces moyens simples mis à notre disposition sont :

- la communication, l'information du patient, la facilitation des visites par l'entourage familial,
- la limitation des nuisances liées à l'environnement notamment le bruit,
- les soins de base contribuent au bien-être et préviennent l'agitation et la douleur,
- la présence d'un support de communication,
- la préservation du cycle jour-nuit,

- une position et une fixation adéquates des sondes et des cathéters,
- l'adaptation des paramètres ventilatoires aux besoins du patient.

4 CONCLUSION

En conclusion, l'équipe soignante joue un rôle essentiel dans l'application des prescriptions mais également dans l'application et l'efficacité des moyens non médicamenteux, au service du confort de l'opéré. Cette prise en charge est essentielle, dans les services de réanimation comme dans les SSPI. Les compétences développées par l'équipe soignante, au service de la prise en charge de la douleur, permettent au patient opéré d'avoir une prise en charge holistique de grande qualité.

Chapitre 9

PRISE EN SOINS DES DOULEURS DU SUJET ÂGÉ

CAS CLINIQUE : SURDOSAGE EN MORPHINE CHEZ UNE PERSONNE ÂGÉE

M. B., 75 ans, est entré dans le service pour bilan d'une démence type Alzheimer. L'état avancé de sa démence nécessite son maintien en hospitalisation. Au bout de quelques mois son état s'aggrave et M. B. ne marche pratiquement plus et devient totalement dépendant pour les gestes et soins de la vie quotidienne. Une infection pulmonaire est diagnostiquée quelques semaines plus tard et une évaluation à l'aide de l'échelle Doloplus® montre un patient douloureux. Une prescription de morphine per os est entreprise, soit 2,5 mg de morphine per os (sublinguale) toutes les 4 heures. Au moment de la prescription la fonction rénale est normale. Une nouvelle évaluation montre que le patient semble toujours douloureux et la morphine est augmentée à 5 mg x 6 par jour. Le patient ne coopérant plus, la morphine est passée S/C à raison de 2,5 mg toutes les 4 heures à l'aide d'une aiguille de type Butterfly® sur la cuisse. La posologie est augmentée progressivement suite aux évaluations qui montrent toujours un état douloureux. Au bout de quelques jours, l'infirmière retrouve un malade somnolent, qui ronfle et qu'on ne peut réveiller. Sa fréquence respiratoire est inférieure à 10 mouvements par minute et M. B. fait des pauses respiratoires. Devant ce tableau un surdosage en morphine est envisagé et de la naloxone est prescrite. Un bilan sanguin fait à la suite montre une insuffisance rénale avec une créatinine augmentée. M. B. avait accumulé la morphine alors qu'une insuffisance rénale s'était installée progressivement, ce qui explique ce surdosage.

Le nombre de personnes âgées va croissant en France : ceci s'explique par une baisse de la mortalité et une augmentation de l'espérance de vie des personnes âgées (au 1er janvier 2006, elle atteint 76,7 ans pour les hommes et 83,8 ans pour les femmes. Depuis 1995, les hommes ont gagné 2,9 ans d'espérance de vie et les femmes 1,9 ans) et par l'augmentation de la proportion de personnes âgées par rapport à l'ensemble de la population française métropolitaine (en 1995 : 20,1% de 60 ans et plus et 15 % de 65 ans et plus. En 2006 : 20,8 % et 16,4 %)[1].

On constate également une augmentation de la fréquence des pathologies neurologiques, rhumatismales, cancéreuses, cardiovasculaires avec l'âge. Celles-ci sont le plus souvent accompagnées de douleurs, qu'elles soient aiguës, chroniques, nociceptives, neuropathiques ou mixtes.

De même, cancéreuses ou non, les situations de fin de vie sont génératrices de douleurs. On assiste souvent à une intrication de ces différents paramètres et, comme le souligne Renée Sebag-Lanoé, « *Âge, maladies, fin de vie et douleur sont indissolublement liés*[2] ».

Face à une population de personnes âgées, les soignants se trouvent confrontés à plusieurs problématiques. Tout d'abord et faute d'expression claire de la douleur, chez des personnes souvent polypathologiques avec perte d'autonomie, l'évaluation précise de l'intensité et des conséquences des douleurs prend l'aspect d'une véritable gageure. D'autre part surgit, pour les soignants, un autre défi : il s'agit du traitement médicamenteux et non médicamenteux de ces douleurs. En fait la question qui se pose aux soignants est : comment soulager au mieux ces patients âgés pour leur assurer une qualité de vie? Tout ceci constitue un enjeu de taille pour les équipes des services de gérontologie mais aussi pour tous ceux qui s'occupent des personnes âgées à domicile. De plus avec ces patients le rôle infirmier prend tout son sens, nous voulons dire « soigner » et « prendre soin ».

1. INSEE. Données détaillées : thème population / Bilan démographique 2005 – Évolution de la population.

2. R. Sebag-Lanoé, B. Wary, D. Mischlich, 2002, *La douleur des femmes et des hommes âgés*, Paris, Masson.

1 PARTICULARITÉS DES DOULEURS EN GÉRONTOLOGIE

1.1. Physiopathologie de la douleur du sujet âgé

UN MYTHE :

« LA DOULEUR EST MOINS FORTE CHEZ LES PERSONNES AGÉES »

aucune étude ne le prouve !

Une croyance qui perdure encore consiste à penser que le sujet âgé ne ressentirait que très peu la douleur, comme cela a été dit et pensé pour les très jeunes. Il semble que cette méconnaissance de la douleur de la personne âgée soit essentiellement liée à un problème d'expression de celle-ci. Il existe effectivement des modifications neurosensorielles liées au vieillissement mais rien ne permet d'indiquer que les douleurs soient moins intenses chez les sujets âgés.

1.1.1. Le vieillissement du système nociceptif

Tout comme les autres systèmes sensoriels (audition, vision, odorat) il est acceptable de penser qu'il peut y avoir un vieillissement nociceptif. S'il est vrai qu'il existe des modifications physiologiques du système nerveux périphérique liées à l'âge (perte de myéline sur les grosses fibres et les fibres A delta, qui servent à localiser précisément la douleur, à la discriminer topographiquement et à la quantifier), mais aussi du contrôle segmentaire (atteinte des grosses fibres A alpha et A béta) et dans une moindre mesure au niveau des contrôles inhibiteurs, les études ne permettent pas de dire que le sujet âgé ressent moins la douleur que le sujet plus jeune.

Chez le sujet âgé, il existe des anomalies des grosses fibres, mais les différences entre sujets jeunes et sujets âgés concernant les seuils et la tolérance à la douleur sont minimes.

1.1.2. Un retard d'analyse et d'intégration des messages

Il faut également noter que le vieillissement cognitif peut augmenter le temps d'intégration, d'analyse et de réponse des messages nociceptifs. De plus ce problème est accentué chez des patients atteints de démence puisque, la plupart du temps, ils ont des difficultés, encore plus que les autres, à exprimer leur ressenti.

1.1.3. Obstacles à l'expression de la douleur

Il faut ajouter le fait que les seniors n'osent pas exprimer leur douleur par « peur de déranger » et puis pour eux la douleur ne fait-elle pas partie de la vieillesse ? La douleur est parfois difficilement avouable, considérée comme une composante anormale de la maladie par les soignants et par le patient lui-même : « C'est normal, c'est l'âge… »

Il peut aussi exister de la part des soignants un vocabulaire inadapté aux générations précédentes et aux différences socio-culturelles. Les obstacles à l'expression de la douleur relèvent de :

- troubles du langage ;
- handicap sensoriel ;
- état confusionnel ;
- pathologie neuropsychiatrique ;
- mutisme.

1.2. Les douleurs aiguës du sujet âgé

La douleur aiguë a une fonction d'alarme en signalant une lésion réelle ou imminente des organes. Elle a ainsi une fonction protectrice de l'intégrité physique. Cependant, chez la personne âgée, il existe une baisse de cette fonction d'alerte car les symptômes se modifient, sont souvent atypiques. Par exemple, il n'est pas rare que l'infarctus du myocarde (IDM) se traduise par des gastralgies plus ou moins diffuses, voire une absence de symptôme. L'IDM silencieux augmente en fréquence avec l'âge. Mais on ne peut pas dire pour autant que la douleur diminue avec la vieillesse : aucune étude ne le prouve. Il est plus probable qu'il y ait des modifications des symptômes, voire des atypies trompeuses chez les sujets âgés.

1.3. Les douleurs chroniques du sujet âgé

La prévalence des douleurs chroniques augmente avec l'âge :

- 25 % chez les plus de 60 ans ;
- 29 % entre 71 et 80 ans ;
- 40 % chez les plus de 80 ans.

Pour les personnes en institution on note une morbidité supérieure à celles vivant au domicile, sans pour autant montrer des taux de prévalence de la douleur plus élevés. Cependant il faut tenir compte du fait qu'en institution, vivent beaucoup de personnes non communicantes.

Ces douleurs sont liées aux pathologies chroniques dont souffrent les sujets âgés. Il ressort de différentes études une prédominance des douleurs articulaires chroniques. Par exemple l'arthrose touche 80 % des personnes âgées de plus de 65 ans.

LES CAUSES DE LA DOULEUR CHRONIQUE CHEZ LES SUJETS ÂGÉS

Elles sont très nombreuses :

- **Affections douloureuses spécifiquement gériatriques :** zona, artérite temporale, pseudo-polyarthrite rhizomélique, chondrocalcinose et artérite des membres inférieurs.
- **Cancers et métastases** dont l'incidence augmente avec l'âge.
- **Affections ostéo-articulaires :** arthrose, polyarthrite, tassements vertébraux.
- **Situations de fin de vie** souvent génératrices de douleur.

1.4. L'expression de la douleur chez les sujets âgés : les pièges pour les soignants

1.4.1. Des plaintes multiples et intriquées

Une des difficultés rencontrées par les soignants est de reconnaître une plainte douloureuse qui peut être mêlée à d'autres plaintes de la personne âgée (fatigue, dépression, troubles somatiques multiples, prurit, soif, troubles du sommeil...). Souvent ces personnes ne veulent pas déranger et semblent supporter stoïquement ce qu'elles ressentent.

1.4.2. Des plaintes très variables

Lorsqu'elles sont exprimées, les plaintes douloureuses peuvent être discontinues, fréquentes, semblant parfois disproportionnées par rapport à la cause qui est parfois minime. Les formulations utilisées par les sujets âgés sont vagues, imprécises et le sens est peu clair. Parfois le langage est très pauvre, *a fortiori* en cas d'atteinte cognitive. En effet, les troubles du langage, mais aussi la confusion, les troubles intellectuels sont des facteurs freinant la verbalisation de la douleur.

1.4.3. Des troubles du comportement trompeurs

La douleur peut se manifester uniquement par des troubles du comportement tels que l'agitation, la confusion, le repli sur soi, le mutisme, l'anorexie... Ceci représente une difficulté supplémentaire pour les soignants car ces symptômes ne sont pas spécifiques de la douleur. Néanmoins il faut savoir l'envisager pour la déceler.

1.4.4. Une plainte douloureuse révélatrice

Certaines pathologies comme la dépression, ou d'autres états psychiatriques peuvent entraîner un malaise général, une souffrance de la personne et à l'inverse un état douloureux chronique peut conduire *a fortiori* le patient âgé vers une dépression, une perte d'autonomie, une immobilisation, un syndrome de glissement.

Finalement la difficulté pour les soignants est de démêler cet écheveau complexe, que représente cette variété symptomatologique, afin de discerner ce qui est de la douleur de ce qui ne l'est pas. La finalité reste de traiter au mieux la personne âgée douloureuse.

À tout cela il convient de rajouter comme inducteur de douleur tous les soins infirmiers comme les pansements de plaies ou d'escarres pour lesquels il est préférable d'utiliser des antalgiques puissants avant leur réfection.

Maintenant que nous pouvons reconnaître la douleur, la question qui se pose est comment l'évaluer ?

CONSÉQUENCES CLINIQUES DE LA DOULEUR
elles sont nombreuses et intriquées

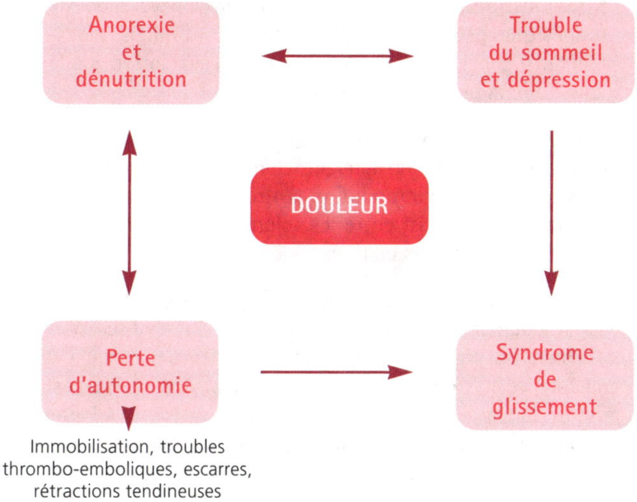

La douleur génère angoisse et souffrance des proches et des soignants

Nécessité d'une prise en charge précoce

2 COMMENT ÉVALUER LA DOULEUR : LES OUTILS SPÉCIFIQUES CHEZ LE SUJET ÂGÉ

La douleur source d'angoisse et de souffrance[3] pour le sujet âgé lui-même, ses proches et tous les soignants, sans parler de dilemmes éthiques qu'elle peut engendrer, doit être prise en compte et traitée le plus rapidement possible. Pour cela, il est nécessaire de la dépister et nous avons vu que ce n'est pas chose facile, de la cerner, de l'évaluer. Tout d'abord à quoi sert l'évaluation de la douleur ? Qui fait de l'évaluation ?

3. Souffrance : il faut entendre douleur morale.

L'ÉVALUATION, UNE DÉMARCHE COLLECTIVE D'ÉQUIPE

Tous les acteurs de soins, médecins, psychologues, kinésithérapeutes, travailleurs sociaux, infirmiers, aides-soignants participent et contribuent à l'évaluation de la douleur de la personne âgée.

▶ L'évaluation permet d'identifier et reconnaître le patient douloureux, d'avoir un langage commun, de transmettre plus facilement l'information entre le malade et les soignants, mais aussi entre les soignants en utilisant des outils et des supports adaptés.

▶ Les réunions d'équipe se prêtent ensuite à une réflexion sur la douleur d'une personne. Il s'agit d'une discussion collective où chacun énonce son point de vue, ce qu'il a constaté, ce qu'il a vu et entendu et, au final, une décision est prise de façon collégiale sur la meilleure stratégie à adopter pour soulager le malade et améliorer ainsi son confort.

Lorsque cela est possible, il est souhaitable que le patient âgé participe au maximum à l'évaluation de sa douleur.

L'évaluation est plus difficile lorsque les patients sont au domicile, difficultés liées souvent à des carences d'organisation entre professionnels de santé de ville et de l'hôpital. En médecine de ville même si certains réseaux sont parfaitement organisés, il arrive fréquemment que le médecin doive décider seul des options à prendre, pour soulager le malade.

Nous disposons actuellement de différentes échelles de mesure, dites d'auto et d'hétéro-évaluations (voir le chapitre « Évaluation »). Paradoxalement, nous disposons de plus d'outils adaptés aux personnes non communicantes (échelles d'hétéro-évaluation) que pour les personnes pouvant communiquer.

2.1. Évaluation de la douleur chez les patients pouvant s'exprimer

2.1.1. L'EVA : à délaisser chez le sujet âgé

L'Échelle Visuelle Analogique ou EVA est un outil mal adapté aux personnes âgées souffrant de handicaps comme une presbytie, une cécité partielle (par cataracte ou dégénérescence maculaire…) ou encore une atteinte rhumatologique distale, etc., ne permettant pas de voir précisément le « tiret » ou curseur à placer sur ce qu'elle pense être l'intensité de leur douleur, ou bien de déplacer convenablement le curseur et le placer à l'endroit souhaité.

Nous pouvons aussi citer le patient âgé malentendant ou atteint de surdité, qui ne comprend pas les explications du professionnel car ne les entendant peu ou pas. Hormis cela, il faut noter également les difficultés qu'ont certaines personnes à comprendre comment cette réglette représente leur douleur. Malgré les explications des soignants, ils rejettent la réglette en disant qu'ils n'y comprennent rien. L'EVA demande une capacité d'abstraction que n'ont pas tous les patients âgés. Au milieu des années 1990, une étude d'incidence de la douleur, dans un hôpital du sud parisien, a montré que plus de la moitié des personnes âgées interrogées avait des difficultés pour évaluer leur douleur avec l'EVA.

2.1.2. Préférer l'EN

Il semble en revanche que l'Échelle Numérique (EN) soit plus adaptée aux personnes âgées. En effet on attribue une note à la douleur. En ce sens elle est moins abstraite que l'EVA. Elle convient mieux aux personnes ayant des difficultés visuelles et praxiques, mais reste difficile à utiliser pour les personnes atteintes de surdité.

2.1.3. l'Échelle Verbale Simple (EVS)

Elle semble assez bien admise, malgré des hésitations de la part des personnes car elles cherchent ce qui semble le mieux leur convenir et parfois rien ne convient réellement.

Il arrive que parfois les personnes âgées se moquent un peu des outils qu'on leur propose et qu'elles cotent leur douleur pour faire plaisir au soignant. Certains patients sont fatalistes et pensent que, malgré notre bonne volonté, on ne pourra rien pour elles. C'est peut-être une réaction aux « je reviens plus tard… », et le soignant n'est jamais revenu !

Ces outils d'évaluation unidimensionnelle ne sont pas toujours performants et sont limités à l'intensité de la douleur. Ils ne sont pas totalement adaptés aux personnes âgées.

2.1.4. Les outils d'évaluation plus complexes

Il peut être intéressant parfois d'explorer les autres dimensions de la douleur, en particulier les dimensions sensorielle et affective. C'est le cas du Questionnaire Douleur de Saint-Antoine (QDSA : énoncé de qualificatifs), qui à la fois propose une évaluation qualitative mais aussi quantitative de la douleur. Il aborde la douleur de manière multidimensionnelle. D'autre part il présente un intérêt certain dans la recherche diagnostique.

Cependant il demande du temps et l'entière coopération du patient, et les mots utilisés sont parfois mal compris (selon le niveau culturel de la personne) ; rappelons-nous que pour les personnes âgées la signification des mots n'est pas toujours la même.

De plus il s'avère parfois important d'explorer la dimension émotionnelle de la douleur à l'aide d'échelle comme l'Hospital Anxiety and Depression Scale ou échelle HAD qui permet d'évaluer l'anxiété (plutôt retrouvée en douleur aiguë) et la dépression (en douleur chronique). Cet outil présente un intérêt chez les personnes âgées, qui plus que les autres sont souvent dépressives, mais il demande la coopération des patients.

Enfin d'après le plan douleur 2006 – 2010, « *il manque encore les outils de repérage et d'auto-évaluation de la douleur adaptés à la fois aux personnes âgées ou handicapées et aux professionnels de santé de proximité* ».

2.2. Évaluation de la douleur chez les patients non communicants

Si la supériorité de l'auto-évaluation est incontestable par rapport à l'hétéro-évaluation, force est de constater qu'elle n'est pas adaptée aux personnes non communicantes. Depuis quelques années maintenant, diverses équipes ont réfléchi aux moyens d'évaluer la douleur de ces personnes. Le moyen le plus efficace et le plus objectif est d'évaluer les répercussions de la douleur sur le comportement quotidien.

Les équipes se sont inspirées de l'échelle de la Douleur de l'Enfant de Gustave Roussy (DEGR). Pour la personne âgée non communicante, aucun outil n'est actuellement validé au niveau international.

2.2.1. L'échelle DOLOPLUS

C'est ainsi que l'échelle DOLOPLUS a été créée par B. Wary et qu'est né en 1995 le collectif DOLOPLUS pour corriger les imperfections de la première version. Actuellement nous en sommes à la seconde version de cette échelle (DOLOPLUS 2)[4]. Celle-ci présente tous les critères pour une validation internationale. Elle présente 10 items regroupés selon leur fréquence d'expression, en trois sous-groupes [somatique (5 items), psychomoteur (2 items), psychosocial (3 items)]. Chaque item peut être coté de 0 à 3. Le score final peut donc varier de 0 à 30 en sachant qu'on peut affirmer une douleur pour un score supérieur ou égal à 5. Pour éviter toute erreur d'interprétation et pour augmenter son efficience, l'échelle est accompagnée d'un lexique. Les auteurs proposent également des conseils d'utilisation dans un but de cohésion et d'efficacité et pour éviter certaines mauvaises interprétations.

ÉCHELLE DOLOPLUS2 : LES PRINCIPES DE SON UTILISATION

Nous retiendrons que :

- Son utilisation nécessite un apprentissage.
- Il est préférable de coter en équipe pluridisciplinaire.
- Il ne faut rien coter en cas d'item inadapté.
- En cas de doute il faut faire un test pharmacologique avec des antalgiques.
- Il n'est pas nécessaire de recourir systématiquement à l'échelle DOLOPLUS, en particulier lorsque la douleur est évidente, l'urgence étant de la calmer.

Il est important de comprendre que toute modification du comportement de la personne âgée doit évoquer chez l'infirmière une douleur. Ainsi l'utilisation de l'échelle DOLOPLUS est justifiée.

▶ À quelle fréquence doit-on évaluer ?

Il est recommandé de réaliser une évaluation biquotidienne jusqu'à ce que la douleur soit calmée par les antalgiques, puis quotidienne, voire plus espacée en cas de retour à des comportements habituels de la personne. Ce qui semble important, c'est le fait de noter sur

4. http://www.doloplus.com

le dossier du malade l'évolution des différents scores. C'est ce qui permet de juger de l'efficacité de la prise en charge thérapeutique.

Quant à la durée de cotation, elle se situe entre 2 à 5 minutes pour des soignants entraînés.

Cet outil est parfois difficile à utiliser surtout pour des équipes non entraînées, d'autant plus qu'elles utilisent déjà un arsenal impressionnant de grilles d'évaluation de toutes sortes surtout en gérontologie. Mais avec l'habitude le temps de cotation diminue. Et puis, ne vaut-il pas mieux prendre le temps d'évaluer la douleur et la traiter que d'entendre geindre, crier des personnes et les voir s'agiter, sans compter des heures de soins difficiles dans ces conditions ?

De plus l'utilisation de DOLOPLUS 2 a permis, dans un service de gériatrie habitué à la prise en charge de la douleur, de rectifier le diagnostic ou le traitement de la douleur chez 20% des personnes âgées atteintes de déficit cognitif[5].

2.2.2. L'échelle ECPA

Il existe une autre échelle d'hétéro-évaluation ayant fait l'objet de publications. Il s'agit de l'Échelle Comportementale de la douleur pour Personnes Âgées non communicantes ou ECPA. Elle a été élaborée par A. Jean, gériatre à l'hôpital de La Rochefoucauld à Paris. Selon l'auteur, cette échelle s'adresse aux patients ayant un trouble de la communication (dans le cadre d'une démence, d'un accident vasculaire cérébral ou d'un déficit sensoriel important). Cette échelle a été construite à partir d'un ensemble de mots de la douleur utilisés le plus souvent par des soignants de gérontologie. Puis les versions suivantes ont fait l'objet de discussions entre soignants et plusieurs équipes parisiennes ont été impliquées.

Elle est basée sur l'observation du malade cinq minutes avant les soins et pendant les soins potentiellement douloureux. Chaque phase comprend quatre items cotés de 0 à quatre de manière croissante. Le score total est sur 32 points. Il n'existe pas de seuil donné pour l'ECPA pour réaliser un test thérapeutique antalgique comme pour DOLOPLUS. Un score nul ne signifie pas systématiquement l'absence totale de douleur mais l'absence d'indices comportementaux de la douleur. Tout comme avec DOLOPLUS, la comparaison des scores obtenus à des moments différents (cinétique des scores) permet d'évaluer l'évolution de

5. Lefebvre-Chapiro S., Trivalle C., *L'évaluation de la douleur des sujets âgés*, in *Neurologie, psychiatrie, gériatrie*. Année 3, novembre-décembre 2003.

la douleur, l'efficience de la stratégie thérapeutique et de réadapter un traitement. Il est donc important de noter ces résultats dans le dossier du patient. De même la fréquence des évaluations est à définir en équipe et varie selon le type de douleurs prises en charge (aiguë ou chronique), selon le moment de la prise en charge et de la densité de personnel et de l'organisation de travail. La cotation ne prend que quelques minutes.

2.2.3. Échelle DOLOPLUS ou échelle ECPA ?

Ces deux échelles insistent sur l'observation et cherchent à mettre en évidence des troubles en rapport avec la douleur, mais en aucun cas ceux en rapport avec la démence ou la dépression même si souvent ils sont associés. L'ECPA est intéressante dans des situations de soins douloureuses. DOLOPLUS est bien adaptée au suivi des patients hospitalisés en soins de longue durée en particulier ceux atteints de démence lorsqu'ils sont bien connus des soignants. Elle permet d'évoquer une étiologie douloureuse.

L'ÉCHELLE DOLOPLUS

▶ RETENTISSEMENT SOMATIQUE

1. Plaintes somatiques

- 0 : pas de plainte
- 1 : plaintes uniquement à la sollicitation
- 2 : plaintes spontanées occasionnelles
- 3 : plaintes spontanées continues

2. Positions antalgiques au repos

- 0 : pas de position antalgique
- 1 : le sujet évite certaines positions de façon occasionnelle
- 2 : position antalgique permanente et efficace
- 3 : position antalgique permanente inefficace

3. Protection des zones douloureuses

- 0 : pas de protection
- 1 : protection à la sollicitation n'empêchant pas la poursuite de l'examen ou des soins

2 : protection à la sollicitation empêchant tout examen ou soin

3 : protection au repos, en l'absence de toute sollicitation

4. Mimique

0 : mimique habituelle

1 : mimique semblant exprimer la douleur à la sollicitation

2 : mimique semblant exprimer la douleur en l'absence de toute sollicitation

3 : mimique inexpressive en permanence et de manière inhabituelle

5. Sommeil

0 : sommeil habituel

1 : difficultés d'endormissement

2 : réveils fréquents

3 : insomnie avec retentissement sur les phases d'éveil

▶ RETENTISSEMENT PSYCHOMOTEUR

6. Toilette et/ou habillage

0 : possibilités habituelles inchangées

1 : possibilités habituelles peu diminuées

2 : possibilités habituelles très diminuées

3 : toilette et/ou habillage impossibles, le malade exprimant son opposition à toute tentative

7. Mouvements

0 : possibilités habituelles inchangées

1 : possibilités habituelles actives limitées

2 : possibilités habituelles actives et passives limitées

3 : mouvement impossibles, toute mobilisation entraînant une opposition

▶ RETENTISSEMENT PSYCHO-SOCIAL

8. Communication

0 : inchangée

1 : intensifiée

2 : diminuée

3 : absence ou refus de toute communication

9. Vie sociale

0 : participation habituelle aux différentes activités

1 : participation aux différentes activités uniquement à la sollicitation

2 : refus partiel de participation aux différentes activités

3 : refus de toute vie sociale

10. Troubles du comportement

0 : comportement habituel

1 : troubles du comportement à la sollicitation et itératif

2 : troubles du comportement à la sollicitation et permanent

3 : troubles du comportement permanent

SCORE TOTAL SUR 30 : un score supérieur à 5 signe la douleur. Ce score est utile pour le suivi et l'évaluation de l'efficacité de la prise en charge.

3 PARTICULARITÉS DU TRAITEMENT DE LA DOULEUR DES PERSONNES ÂGÉES

Chez la personne âgée, le traitement de la douleur nécessite encore plus une approche globale. Ceci induit le recours aux traitements médicamenteux antalgiques mais pas uniquement. En effet, il convient d'utiliser des méthodes non médicamenteuses, ou des traitements locaux en association. Dans le meilleur des cas, il est préférable de prévenir l'apparition de ces douleurs.

Cette prise en charge doit tenir compte des possibilités physiques et fonctionnelles de la personne et doit prendre en compte ses dimensions psychologiques et sociales. Il s'agit bien d'une prise en charge holistique de l'individu.

3.1. Les traitements médicamenteux

Les modifications physiologiques liées au vieillissement peuvent induire des modifications pharmacocinétiques (absorption, distribution, métabolisation et élimination) pouvant entraîner des conséquences pour la personne. De plus, d'un point de vue pharmacodynamique, on sait qu'il existe une augmentation de la sensibilité des récepteurs aux opioïdes avec l'âge, d'où un risque plus important de dépression respiratoire liée à un surdosage. D'autre part les sujets âgés sont souvent polypathologiques et ont souvent une polymédication, ce qui peut favoriser les interactions médicamenteuses.

3.1.1. La voie d'administration

Compte tenu des caractéristiques physiologiques du sujet âgé, il apparaît que la voie orale est la plus adaptée et donc à privilégier. La voie veineuse est peu utilisée du fait du mauvais état veineux ; la voie sous-cutanée est préférée à la voie intramusculaire à cause de la diminution de la masse musculaire et est utile notamment pour la morphine lorsqu'il y a impossibilité de l'administrer per os. La voie rectale n'est pas recommandée en raison de troubles fréquents du transit (constipation ou diarrhée). La voie sublinguale peut être utilisée pour la morphine injectable que l'on donne per os. Enfin la voie transdermique est utilisée pour le fentanyl en patch (Durogésic®) mais l'absorption est très variable en fonction de la personne.

3.1.2. Les risques de surdosage et d'interactions médicamenteuses

Il existe, du fait de l'âge, une dénutrition fréquente avec baisse de l'albumine pouvant donner des risques de surdosage (augmentation de la fraction libre). De même il existe une diminution des fonctions hépatique et rénale pouvant entraîner une augmentation des concentrations sériques et donc des risques de surdosage en particulier avec la morphine. Le prescripteur s'assurera donc de la fonction rénale du patient (clairance de la créatinine), et les infirmières devront surveiller, entre autres, la diurèse du malade.

3.1.3. Le choix de l'antalgique

L'antalgique est choisi en fonction du type de douleur et, dans les douleurs cancéreuses, selon les paliers de l'OMS. Plus que chez l'adulte jeune, le poids, l'albuminémie, et la clairance à la créatinine doivent être pris en compte pour choisir le principe actif le plus adéquat et adapter la posologie.

Les molécules les plus utilisées chez la personne âgée sont le paracétamol, la codéine et la morphine.

Il faut éviter les anti-inflammatoires non stéroidiens (AINS) au long cours et les réserver aux poussées de douleurs inflammatoires.

On peut aussi utiliser le dextropropoxyphène (Di-Antalvic®) et le tramadol (Topalgic®, Contramal®).

La codéine, le dextropropoxyphène, le tramadol et la morphine nécessitent la coprescription d'un traitement contre la constipation. De même il peut être prescrit un antiémétique en début de traitement.

Concernant l'administration, il est préférable qu'elle soit régulière c'est-à-dire un comprimé toutes les 4 heures pour obtenir un meilleur effet antalgique et non à la demande : c'est le cas du paracétamol per os, de la codéine per os, de la morphine à libération immédiate per os et injectable. Cet intervalle peut être de 6 heures en cas d'insuffisance rénale (codéine, morphine en particulier).

Enfin, dans les douleurs neuropathiques ou mixtes, on utilise aussi des antidépresseurs tricycliques comme l'Anafranil® ou des antiépileptiques comme le clonazépam (Rivotril®) ou encore la gabapentine (Neurontin®).

3.2. Les méthodes non médicamenteuses

Ces méthodes sont complémentaires d'une prise en charge médicamenteuse. Elles vont des plus simples aux plus sophistiquées. Elles font appel à des techniques infirmières, de kinésithérapie, d'ergothérapie, ou encore psychologiques et médicales. Elles nécessitent ou non des appareillages.

D'un point de vue infirmier, les soins consistent à préserver, voire à améliorer le confort du malade. Nous devons privilégier l'écoute de la personne, prévenir les situations douloureuses, être doux et lents lors des manipulations, des repositionnements dans le lit ou au fauteuil et lors des soins. Nous pouvons également utiliser le toucher et l'effleurage pour calmer le malade ou une zone douloureuse. (Voir le chapitre : « Les soins infirmiers »).

Les techniques de kinésithérapie ont pour but de supprimer la douleur et de rétablir le mouvement. La kinésithérapie est passive ou active, segmentaire ou globale en fonction des personnes. Elle peut faire appel à différentes techniques de massages, à la physiothérapie (le chaud, le froid, les ultrasons, l'électrothérapie), à des mobilisations pour lutter contre la limitation articulaire et les rétractions génératrices de douleur. La balnéothérapie peut être utilisée s'il n'existe pas de contre-indications (instabilité cardiaque, plaies cutanées, démence). Elle associe chaleur et myorelaxation et favorise donc le mouvement actif.

Différents types d'orthèses (immobilisation, réduction de l'amplitude articulaire, orthèse dynamique) peuvent être proposés selon le stade de la pathologie articulaire du sujet âgée. L'aide à la marche à l'aide de cannes, de déambulateurs nécessite un apprentissage qui se fait lors de séances de kinésithérapie.

L'ergothérapie, quant à elle, a pour objectif de retrouver ou de maintenir un maximum d'autonomie dans les gestes de la vie quotidienne tout en luttant contre la douleur. En effet elle permet l'apprentissage de l'économie articulaire, et le développement de compensation. Elle permet également d'adapter l'environnement à la vie du patient (au domicile en particulier).

On peut aussi chez les personnes âgées utiliser des techniques de relaxation, la sophrologie. De même l'approche cognitive qui tend à modifier les représentations du sujet sur sa douleur, ainsi que l'approche comportementale qui visent à modifier les comportements d'entretien de la douleur, peuvent être proposées aux patients âgés. Ces techniques sont plus appropriées aux douleurs chroniques. Elles nécessitent la participation des personnes et ne peuvent intéresser que des sujets n'ayant pas d'atteinte cognitive. L'efficacité de ces techniques semble démontrée dans une prise en charge douloureuse plurimodale. On peut citer également les techniques de décentration de la pensée, l'imagerie mentale, qui relèvent de l'approche cognitive, et l'hypnose. Toutes ces techniques nécessitent une formation spécifique.

L'acupuncture traditionnelle, l'électro-acupuncture, la réflexologie peuvent être proposées à la personne âgée. Cependant aucune étude ne montre la spécificité de ces techniques.

Enfin pour les douleurs neuropathiques (zona, neuropathies périphériques, atteintes radiculaires) en particulier mais aussi dans le cadre de douleurs rhumatologiques (lombalgie, arthrose...) et de douleurs myofaciales, il peut être proposé des séances de neurostimulation transcutanée (TENS)...

Toutes ces techniques sont complémentaires d'une prise en charge thérapeutique médicamenteuse et s'inscrivent dans une prise en charge plurimodale. Elles nécessitent une parfaite connaissance de la personne afin que l'équipe pluridisciplinaire puisse décider en accord avec cette personne (lorsque cela est possible), des meilleures stratégies de soins à adopter.

4 LES SOINS INFIRMIERS : SPÉCIFICITÉS DE LA PRISE EN CHARGE DE LA DOULEUR DU SUJET ÂGÉ

4.1. Le rôle infirmier spécifique : une écoute et des soins personnalisés

4.1.1. Écouter

Il nous paraît indispensable de permettre à la personne âgée d'exprimer sa douleur et de prendre le temps de l'écouter. L'attitude du soignant semble fondamentale. Il faut être respectueux, chaleureux, bienveillant et réconfortant à l'égard de la personne souffrante. Cependant, nous devons rester professionnels et savoir décrypter dans le langage, ce qui a trait à la douleur physique, au mal-être, à la douleur morale. Même si cela paraît évident, il faut beaucoup d'expérience pour comprendre les personnes âgées car leur langage n'est pas toujours explicite et bien souvent elles vivent leur douleur comme une fatalité liée à l'âge.

L'écoute du patient et son observation permettent à l'infirmière de recueillir un certain nombre de données, de les analyser, de porter un jugement clinique et d'élaborer une réponse soins, la plus adaptée possible. Hormis son rôle sur prescription médicale, c'est en gériatrie son rôle propre et son rôle en collaboration qui nous semblent les plus importants. L'expertise gérontologique, dont elle peut faire preuve est un atout pour la prise en soins des personnes et la prise en charge de leurs proches. Ses compétences s'acquièrent par l'expérience mais aussi par les formations complémentaires qu'elle peut entreprendre.

4.1.2. Parler, communiquer, toucher...

Pour être plus concret, nous pouvons joindre le geste à la parole et écouter une personne en lui prenant la main si toutefois le toucher ne lui pose pas de problème. Ce geste renforce notre bienveillance. Notre sourire aussi peut être très apaisant.

À cela peuvent s'ajouter les caresses, les effleurages sur les zones douloureuses ou non. Les différents positionnements dans le lit, le fauteuil, la remise en place d'oreillers, de coussins protecteurs, peuvent aider les patients à diminuer leurs douleurs. Les gestes doivent être doux et lents surtout lors des mobilisations pour ne pas déclencher de douleurs paroxystiques. Nous devons privilégier le plus possible le confort du malade. L'utilisation à bon escient d'appareils de levage lors des mobilisations est recommandée pour le patient lui-même mais aussi pour les soignants. Elle devra faire l'objet d'explications auprès de la personne, afin d'éviter tout stress supplémentaire et toute raideur ou contraction musculaire pouvant engendrer de la douleur.

4.2. Spécificités de quelques situations de soins chez le patient âgé douloureux

L'infirmière en gériatrie est confrontée plus que dans les autres spécialités aux soins de conservation et de maintien de la vie. L'article R. 4311-2 de notre décret de compétence, nous rappelle qu'elle se doit : « *De protéger, maintenir, restaurer et promouvoir la santé physique et mentale des personnes ou l'autonomie de leurs fonctions vitales physiques et psychiques en vue de favoriser leur maintien, leur insertion ou leur réinsertion dans leur cadre de vie familial ou social* ». Concernant la douleur il dit que l'infirmière doit : « *Participer à la prévention, à l'évaluation et au soulagement de la douleur et de la détresse physique et psychique des personnes, particulièrement en fin de vie au moyen des soins palliatifs, et d'accompagner, en tant que de besoin, leur entourage* ». Ceci s'applique parfaitement à l'exercice en gériatrie.

4.2.1. Des soins sans douleur

La finalité des soins infirmiers auprès des personnes âgées est de maintenir autant que faire se peut l'autonomie des personnes et, lorsque ce n'est plus possible, il s'agit de leur assurer une suppléance pour qu'elles puissent finir leurs jours dans les meilleures conditions possibles. En ce qui concerne la prise en charge de la douleur, l'objectif est bien sûr d'aider à la prise en charge médicale et thérapeutique. Nous savons que bon nombre de situations de soins infirmiers peuvent être génératrices de douleurs. Par exemple l'aide à la toilette ou la toilette au lit nécessitant des manipulations, des retournements, la mise au fauteuil peuvent engendrer des douleurs par crispations, ankyloses, raideurs musculaires par peur de tomber. L'habillage aussi constitue une source de douleurs lorsqu'on sollicite les articulations. Il convient le plus possible de s'adapter aux rythmes des patients âgés, même si les conditions d'exercice ne le permettent pas toujours (beaucoup de patients et peu de soignants).

De même certains gestes comme les pansements d'escarre ou d'ulcère de jambe peuvent être très douloureux. Il convient alors d'avertir la personne, de lui expliquer le déroulement du soin et de la rassurer. Il faut également faire prescrire un antalgique puissant une heure avant le soin douloureux, mais aussi penser le soin avant son exécution, c'est-à-dire comment on va s'organiser, comment on va modifier l'environnement pour être à l'aise et préparer le matériel dont on aura besoin. L'antalgique par voie générale peut être couplé à un analgésique local type Emla® (prilocaïne et lidocaïne) ou Xylocaïne Gel (lidocaïne) selon le type de soin. Certaines équipes utilisent le MEOPA juste avant et pendant le soin, mais certaines personnes ne supportent pas de respirer à l'aide d'un masque (sensation d'étouffement). Durant ces soins il faut être constamment à l'affût d'une douleur qui pourrait être engendrée par nos gestes : écoutons les personnes et observons leurs gestes et attitudes. Après les soins nous devons nous assurer de la réinstallation confortable des malades et bien entendu du niveau de douleur qu'ils perçoivent encore peut-être.

4.2.2. Des gestes techniques bien encadrés

Par rapport aux soins prescrits et notamment les ponctions veineuses, il convient de discuter objectivement de leur nécessité.

Si une ponction veineuse est indispensable, il est préférable de repérer plusieurs veines avant et d'appliquer de l'Emla® sous un pansement occlusif et d'attendre une heure et demie avant de réaliser la ponction. Il faut éviter de mettre le garrot à même la peau qui souvent est très fine et très fragile chez les personnes âgées. Il est préférable de le poser sur la chemise de nuit et de ne pas trop le serrer, ce qui évite de l'inconfort. Ensuite il est recommandé d'utiliser un pansement papier hypoallergique sur la compresse, pour éviter d'arracher la peau lorsqu'on l'enlève et il faut le retirer très doucement. Qui n'a pas vu des lambeaux de peau arrachée après l'ablation de sparadrap ?

Concernant l'usage de la morphine sous-cutanée, on peut éviter de piquer les patients toutes les quatre heures en laissant en place une aiguille, ou mieux, un cathéter à ailette (type BD Saf-T-Intima™), qu'on pourra laisser en place sous un pansement adhésif transparent et stérile, pendant 24 à 48 heures et selon l'état local. Pour les prescriptions médicamenteuses per os l'infirmière doit d'abord s'assurer de la bonne prise du traitement et convaincre le malade s'il est réticent.

4.2.3. Traiter un terrain fragile

Les sujets âgés étant plus sensibles aux risques iatrogènes, l'infirmière doit plus qu'ailleurs surveiller l'apparition d'effets secondaires et même les dépister au plus vite pour en informer le médecin prescripteur. Cela évite ainsi des complications aux personnes âgées, complications qui peuvent se traduire par des douleurs surajoutées : par exemple la rétention urinaire ou les constipations, voire fécalome avec les morphiniques, qui peuvent donner des douleurs abdominales voire des complications délétères pour la personne.

4.3. La fin de vie

C'est une étape difficile, pour la personne, ses proches mais aussi les soignants en gériatrie qui sont confrontés régulièrement aux situations de fin de vie. Les soignants connaissent en général la personne âgée depuis plusieurs années parfois et il s'agit pour eux d'un véritable déchirement. Ils n'en restent pas moins professionnels et assurent les soins jusqu'au bout.

Hormis les cas de mort brutale, les patients en fin de vie sont souvent alités et douloureux. On parle de **douleur totale** lorsque les douleurs touchent toutes les dimensions (somatique, physique, affective, émotionnelle, sociale, spirituelle). Parfois les patients ne s'expriment plus, ne communiquent plus.

Le traitement qui est alors devenu palliatif vise essentiellement le confort du malade mourant. Les antalgiques au sens large font partie intégrante de l'arsenal thérapeutique mais il convient d'y rajouter lorsque le malade est très encombré de la scopolamine pour assécher les sécrétions bronchiques. De plus les personnes âgées présentent souvent des œdèmes, des douleurs lors des mobilisations liées à l'immobilité, et à des rétractions musculo-tendineuses. Par ailleurs en respirant la bouche ouverte et si les soins de bouche ne sont pas réguliers et que l'hydratation à l'aide de pulvérisations d'eau minérale en bombe n'est pas assurée suffisamment, cela peut conduire à des douleurs de la cavité buccale par assèchement complet et par la formation de lésions des muqueuses. Enfin, chez les personnes encore conscientes, on peut entendre la verbalisation d'angoisses souvent par rapport à ceux qui restent, plus que par rapport à la mort face à laquelle elles sont la plupart du temps assez sereines.

Les soins infirmiers doivent alors privilégier le confort et le bien-être de la personne. Plus que jamais les soins de nursing doivent être réalisés avec le plus de douceur possible dans le calme et la sérénité. Plus que jamais l'infirmière doit être vigilante et en alerte face à la plus imperceptible parole, face au plus imperceptible signe. Son sens de l'observation peut l'aider à dépister la plus petite manifestation de douleur et d'inconfort. C'est grâce à cette perception très aiguisée qu'elle pourra apporter le plus de réconfort au malade âgé mourant. Plus la personne sera soulagée et confortable, plus la prise en charge des proches sera aisée. Prendre en soins une personne âgée signifie également prendre en charge la famille. La période de fin de vie est un moment où cela prend tout son sens. Il faut préparer les proches de la personne à la mort. C'est aussi cela le rôle de l'infirmière en gériatrie…

À RETENIR

- Toute douleur est source d'angoisse pour le patient, ses proches et les soignants.

- Elle doit être repérée et prise en charge le plus tôt possible car elle peut avoir des conséquences délétères pour la personne qui souffre.

- Son évaluation est primordiale pour connaître son étiologie, déterminer son type et adapter une thérapie antalgique.

- L'évaluation est une démarche d'équipe.

- Utiliser une échelle d'autoévaluation, mais ne pas oublier que l'EVA est peu adaptée à cette population.

- Dans le cas des personnes non communicantes, préférer une échelle comportementale type DOLOPLUS ou ECPA.

- Pour les traitements médicamenteux privilégier la voie per os.

- Soins infirmiers :
  - Écouter et observer la personne âgée ;
  - S'interroger sur ses pratiques pour proposer des soins les moins douloureux possibles ;
  - Toujours avoir à l'esprit le confort du sujet âgé.

Chapitre 10

PRISE EN SOINS DES DOULEURS DE L'ENFANT*

VIGNETTE CLINIQUE : UNE DOULEUR AIGUË RÉVÉLATRICE

Il s'agit d'une enfant de 5 ans, origine indienne. Admise au service d'urgence pour douleur abdominale sévère : elle est pliée en deux, interrompt ses activités, inappétence, apyrétique. Il s'agit du quatrième épisode identique depuis 1 an. Les autres épisodes ont été spontanément résolutifs, et n'ont pas été investigués, mis sur le compte de difficultés d'intégration dans un contexte d'immigration récente. Les difficultés de communication (langage) avec l'enfant et ses parents rendent l'approche particulièrement difficile pour les soignants.

Il faut dans ce cas revenir à une analyse par étapes, pour ne pas passer à côté d'un diagnostic, mais aussi parallèlement soulager rapidement la petite patiente.

Anamnèse: les 7 questions clés

- Ancienneté : environ 1 an
- Fréquence : 4 fois en 1 an
- Durée: environ 1 sem à 10 j
- Intensité: sévère : interrompt ses activités, pâle, immobile, sommeil perturbé
- Caractère permanent ou intermittent : fond permanent avec exacerbations
- Circonstances favorisantes : non relevées
- Essais thérapeutiques et leur efficacité : paracétamol peu efficace.

* Nous remercions le Docteur Elisabeth Fournier-Charrière pour sa contribution à ce chapitre.

Ex clinique : localisation de la douleur en hypogastrique. Position antalgique. Abdomen toutefois souple. Pas de contracture. Pas de T°. Murphy négatif. Absence d'organomégalie.

Biologie : CRP 3; Hgb : 12, HCT 36, GB 12600, n 65 %, eo 4 %, Lpho 28 %, PS 345000 SGOT 125 ; SGPT 167 ; GGT 43 ; bili 1,0/ 0,4 ; Amylase 2656 ; Lipase 1200.

Échographie Abdominale : Œdème modéré du pancréas. Dilatation du canal cholédoque en amont du pancréas. La portion terminale du cholédoque n'est pas dilatée. La dilatation reste à distance de la jonction pancréatico-cholédocienne.

Diagnostic : il s'agit d'un kyste malformatif bénin du cholédoque, à opérer.

En pédiatrie, la recherche d'un symptôme douloureux doit être systématique, sans attendre nécessairement la plainte du patient. En fonction du stade de son développement cognitif, l'enfant aura recours à des modalités d'expression de la douleur très différentes. Face à ces difficultés, la priorité reste néanmoins de repérer rapidement un enfant douloureux et de contribuer à son soulagement en gardant à l'esprit que, encore trop souvent, la douleur est sous-estimée.

1 CARACTÉRISTIQUES DE LA DOULEUR CHEZ L'ENFANT

1.1. L'enfant ressent-il la douleur ?

L'enfant ressent la douleur dès la naissance : son comportement fait alors « langage ». Les mécanismes neurophysiologiques de la perception de la douleur maturent pendant la vie intra-utérine et sont efficients dès la 24e-26e semaine de grossesse. En revanche, les mécanismes de contrôle de la perception de la douleur (voies inhibitrices) sont immatures à la naissance.

Ainsi, dès les premiers jours de vie, l'enfant peut faire l'expérience de la douleur et connaître alors un sentiment de détresse d'autant plus important qu'il est en fait démuni face à ce qui lui arrive. Au cours de ses premières années de vie, les « petites douleurs » quotidiennes que l'enfant rencontre participent à de nombreux apprentissages : intégration du schéma corporel, gestion des situations difficiles, apprentissage du courage, contrôle de l'expression des émotions, confiance dans les adultes protecteurs et en soi-même. La douleur, première cause de consultation en pédiatrie, est bien sûr utile puisqu'elle signale la lésion et oriente la démarche diagnostique. Néanmoins, une fois sa fonction « signal d'alarme » remplie, elle n'a plus aucun intérêt et a des conséquences néfastes. Lorsque la douleur est envahissante ou lorsqu'elle est infligée (soins, examens), elle perd ce rôle bénéfique et devient délètère.

1.2. L'enfant mémorise-t-il la douleur ?

On a longtemps dit que le nourrisson de toute façon « oublierait ». Il est maintenant démontré qu'une mémorisation des évènements douloureux existe, même chez le nouveau-né. Il existe une trace mnésique qui produit une sensibilisation du système nerveux à la douleur. Il est donc essentiel de soulager le plus rapidement possible un enfant douloureux et, lorsqu'il s'agit de douleur provoquée par les soins, de l'éviter au maximum, de la prévenir car sinon l'enfant perd confiance dans les soignants, il a peur et peut même souvent développer une phobie des soins durable. **Après une douleur mal soulagée, la douleur suivante sera majorée par l'angoisse mais aussi plus difficile à traiter.**

2 LES SYMPTÔMES DE LA DOULEUR CHEZ L'ENFANT

L'expression de la douleur chez l'enfant peut se décliner suivant deux tableaux : la douleur aiguë et la douleur prolongée. La douleur aiguë se manifeste par des signes de détresse, la douleur qui se prolonge entraîne un comportement de retrait associé à des réactions corporelles.

2.1. Les manifestations de douleur aiguë

Elles sont facilement identifiables : cris, pleurs, agitation, grimace, geste de protection, refus de parler, variations brutales des paramètres neurovégétatifs (accélération de la fréquence cardiaque et respiratoire, parfois augmentation de la pression artérielle, changement de teint, sueurs...), et changement de comportement. L'enfant est focalisé sur sa douleur. Cette sémiologie interpelle tout soignant par son caractère bruyant et visible, néanmoins elle n'est pas spécifique à la douleur et on peut assister à une confusion avec le stress, la protestation ou encore la peur. Cette symptomatologie n'est pas proportionnelle à l'intensité de la douleur, elle est le reflet de la volonté de l'enfant de transmettre un message de mal-être et de détresse.

En revanche le faciès de douleur est lui très caractéristique (« grimace ») de la douleur avec le front plissé, les sourcils froncés, les paupières serrées avec accentuation des sillons naso-labiaux. L'ensemble du visage apparaît contracté. Ces signes s'observent dès la naissance.

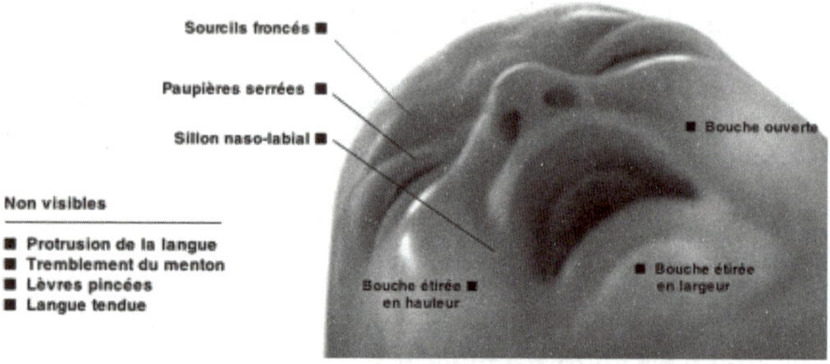

Photo extraite du CD-Rom : « La douleur de l'enfant, la reconnaître, l'évaluer, la traiter » édité par PEDIADOL (reproduite avec autorisation)

2.2. Les manifestations de douleur prolongée

Elles sont quant à elles beaucoup moins bruyantes et voyantes. Les pleurs et les cris s'atténuent, la grimace s'estompe laissant place à une symptomatologie de prostration plus ou moins importante. Les réactions corporelles sont plus marquées avec une accentuation des positions antalgiques, des gestes de protection et des raideurs. L'enfant ne bouge plus, ne s'intéresse plus de la même façon à tout ce qui l'entoure. On parle alors d'inertie ou d'atonie psychomotrice caractérisées par une lenteur des mouvements pouvant aller jusqu'à l'immobilité, un manque d'expressivité, un repli sur soi, une diminution des activités, voire même un arrêt de celles-ci et un profond désintérêt pour son environnement. L'expression de cette douleur est encore souvent méconnue et peut être confondue avec de la tristesse et / de la dépression.

3 PERCEPTION ET EXPRESSION DE LA DOULEUR EN FONCTION DES STADES DE DÉVELOPPEMENT ET DE L'ÂGE

Quel que soit l'enfant, il est important de tenir compte de son âge et de son développement cognitif qui influe sur sa manière de comprendre la maladie et la douleur. La conceptualisation de la maladie et de la douleur chez l'enfant s'appuie sur la description des stades cognitifs décrits notamment par Piaget.

3.1. De 0 à 2 ans : stade sensori-moteur

Les réponses à la douleur apparaissent réflexes et dominées par les perceptions. Le bébé vit dans une impression de toute-puissance, il n'a pas de représentation de son schéma corporel, pas de notion du temps. Il n'a pas la notion de ce qui est responsable de sa douleur, il n'a pas accès à la compréhension et surtout pas la notion d'un soulagement possible. Il va donc se trouver rapidement envahi par la douleur et de ce fait plongé dans un état de détresse global et complètement démuni face à ce qu'il ressent. Face à cette situation de « non sens », le bébé vit une rupture avec son état de bien-être antérieur.

3.2. De 2 à 7 ans : stade de la pensée pré-opératoire

À ce stade l'enfant est centré sur lui-même, sur son point de vue : il a du mal à faire la différence entre ses pensées et celles des autres et ses croyances sont difficilement remises en cause. La maladie est perçue comme un phénomène extérieur et la douleur comme une punition. L'enfant a un raisonnement « magique » et tient l'autre pour responsable de sa douleur (souvent les soignants), il ne peut établir de lien entre cause et conséquence. Sa pensée est donc dominée par les sensations et la douleur va provoquer chez lui de l'angoisse mais aussi un sentiment de confusion et de la culpabilité. On comprendra aisément que la douleur infligée par les soins reste une agression incompréhensible qui génère peur, phobie et colère. L'enfant dit à l'infirmière qu'elle est méchante. À cet âge l'enfant est accessible à des explications simples, ce qui facilite la relation de soin.

3.3. De 7 à 11 ans : stade des opérations concrètes

L'enfant commence à bien faire la distinction entre monde interne et externe, entre « moi » et les « autres ». La pensée devient structurée et logique : l'enfant a accès au raisonnement et peut comprendre les causes de sa douleur. La maladie est perçue par les plus jeunes comme une « contamination ». Chez les plus grands elle est intériorisée, localisée dans le corps. Néanmoins les capacités d'abstraction sont limitées et le sentiment de punition persiste, accompagné de culpabilité, de tristesse et d'angoisse. La douleur renvoie à la solitude, elle isole. L'enfant aura besoin d'être rassuré quant à l'intégrité de son corps. À cet âge l'enfant est un fervent adepte des explications et son adhésion au projet de soin est essentielle et ne peut se faire que dans le cadre d'une relation d'étayage, de confiance, de partenariat.

3.4. Après 11 ans : stade des opérations formelles

À l'adolescence la compréhension des causes et conséquences de la maladie et de la douleur est possible. Cette fois la pensée abstraite est acquise et l'adolescent a accès à la compréhension des mécanismes du corps. Néanmoins cette période est source de multiples remaniements psychiques et corporels que « l'expérience douloureuse » vient entraver. La perte de maîtrise de son corps, l'obstacle sur le chemin de l'autonomie, l'isolement du groupe des pairs vont avoir un impact néfaste. Là encore les explications auront toute leur importance : l'adolescent cherche à comprendre et a besoin d'informations précises qui faciliteront son adhésion au projet de soin. Il est essentiel de gagner la confiance et de proposer un partenariat lors de l'évaluation, une possibilité de contrôle, une marge de négociation au cours de la prise en charge.

4 PARTICULARITÉS DE LA DÉMARCHE D'ÉVALUATION DE LA DOULEUR CHEZ L'ENFANT

La reconnaissance de la douleur passe par un dialogue avec l'enfant et ses parents, un échange d'information entre soignants, l'observation et l'examen clinique précautionneux de l'enfant dans un environnement calme.

4.1. L'importance des parents dans l'évaluation de l'enfant

Après l'enfant, ce sont les parents qui sont les mieux placés pour exprimer la souffrance de leur enfant. Il est important de garder à l'esprit que ce sont les parents qui connaissent le mieux leur enfant et vont donc nous apporter des informations précieuses (changement de comportement – même minimes –, qualité du sommeil, de l'alimentation, envie de jouer...). Il est donc indispensable en tant que soignant de les écouter et de les croire : les informations qu'ils nous livrent sont toujours pertinentes et ont une grande valeur sémiologique. Il est important d'apporter rapidement une information claire sur la maladie et son traitement. Tous ces éléments sont indissociables de la prise en charge de la douleur. Le stress et l'inquiétude sont partagés par l'enfant et ses parents. Il est probable que d'un point de vue de l'enfant, l'intensité de la douleur reflète la gravité de la maladie : le laisser souffrir le persuade de notre incompétence et peut venir compromettre les relations ultérieures avec les soignants. Les parents sont au bout de leur « activité soignante » mise en œuvre à la maison et deviennent alors les avocats de l'enfant pour convaincre le médecin que leur enfant souffre. Les parents sont bien sûr préoccupés par le diagnostic, ils ont besoin de comprendre et se sentent souvent impuissants face à la situation. Il est essentiel de ne pas mentir sur la douleur, sachant que la relation de confiance reste un réel défi dans ce contexte.

L'échange enfant-soignant et parents-soignant doit se faire dans la réciprocité : chacun doit pouvoir exprimer ce qu'il ressent, pense de la situation.

Guide d'entretien concernant l'histoire de la douleur	
ENFANT	**PARENTS**
As-tu déjà eu mal comme aujourd'hui ?	Quelles expériences douloureuses votre enfant a t-il vécues ?
Que fais-tu lorsque tu as mal ?	Quel est son comportement lorsqu'il a mal ?
Que voudrais-tu que l'on fasse pour toi quand tu as mal ?	Que faites-vous lorsqu'il a mal ? Que vous demande votre enfant ?
Comment fais-tu pour faire partir la douleur ?	Que fait votre enfant lorsqu'il a mal ?
Qu'est-ce qui calme ta douleur ?	Qu'est-ce qui le soulage le mieux ?

4.2. La mise en place d'une relation de confiance

Assez souvent, l'enfant pense que l'adulte sait ce qu'il ressent, qu'il n'a pas besoin de dire. Il est donc essentiel de lui faire comprendre que lui seul peut nous expliquer ce qu'il ressent et le rassurer sur le fait que nous le croyons : « Je vois que tu as mal mais j'ai besoin de ton aide pour comprendre ce qui se passe, ce que tu ressens. » L'enfant aime être un partenaire actif. Il est important d'être à l'écoute et de répondre aux besoins relationnels de l'enfant. Il a toujours besoin d'être rassuré et donc, quel que soit son âge, nous devons favoriser son expression, l'écouter, l'informer avec un vocabulaire adapté à son niveau de compréhension. Chaque « petit moyen » efficace pour diminuer la peur, renforcer la confiance, distraire et détendre l'enfant a un rôle antalgique propre. Il est important d'organiser l'environnement de l'enfant de telle sorte qu'il se sente en sécurité : favoriser la présence de ses parents, mettre à sa disposition son « doudou », des jouets, veiller à ce qu'il n'y ait pas d'instrument « menaçant » visible, garder notre calme et l'aborder avec de la douceur. Attention, les parents ne sont pas là pour contenir l'enfant mais pour le rassurer, l'encourager, le distraire (regard, paroles, chants, lecture...) et éventuellement le consoler. Il ne faut en aucun cas être pressé car la démarche d'évaluation nécessite du temps, de la disponibilité et ce d'autant plus que l'enfant est très douloureux.

4.3. L'observation et l'examen clinique

C'est un travail d'approche progressive ; il faut apprivoiser l'enfant.

Au début, observer le comportement spontané, les réactions d'évitement (dans les bras des parents, dans la salle d'attente, lors du déshabillage, sur la table d'examen). Il faut rester patient, prendre des précautions et surtout commencer par établir une relation de confiance avec l'enfant et ses parents. Dans la mesure du possible, garder un contact ludique avec l'enfant facilitera cet examen. Enfin la zone douloureuse devra être examinée en dernier et sans gestes brusques. Les gestes chaleureux mais prudents accompagnent la démarche, avec un toucher « relationnel » avant de chercher à objectiver des symptômes par la palpation. Les réactions à l'examen clinique contribuent aussi à l'évaluation : l'enfant se laisse faire, demande des précautions, est réticent, bloque sa respiration, pleure ou gémit, retire la main ; au pire l'examen est rendu impossible par la douleur.

5 LES OUTILS DE L'ÉVALUATION

Après avoir repéré la douleur, il faut évaluer son intensité pour choisir ou adapter un traitement antalgique **en gardant à l'esprit que :**

- L'enfant évalue d'après sa perception subjective
- L'enfant pense que les adultes savent ce qu'il ressent
- Les parents évaluent d'après les manifestations comportementales et la connaissance de leur enfant
- Les soignants évaluent d'après les manifestations comportementales de l'enfant et leur connaissance de la maladie

L'évaluation concerne tout enfant systématiquement lors d'une situation susceptible d'entraîner des douleurs, mais également face à un enfant au comportement inhabituel. Il est important d'évaluer régulièrement la douleur en sachant que tout soignant est habilité à le faire à l'aide d'outils standardisés. L'évaluation permet de sortir de l'impression subjective et de se référer à des critères objectifs chiffrés. La participation de l'enfant à l'évaluation doit être favorisée chaque fois qu'elle est possible.

Nous avons donc à notre disposition des outils d'auto-évaluation et d'hétéro-évaluation : leur utilisation est bien sûr conditionnée par l'âge de l'enfant mais aussi par le contexte (douleur aiguë, prolongée, liée aux soins ?...)

5.1. L'auto-évaluation

Elle doit toujours être privilégiée.

5.1.1. Outils permettant l'évaluation quantitative ou évaluation de l'intensité de la douleur

- *Échelle visuelle analogique horizontale (EVA)* : adolescents
- *Échelle visuelle analogique verticale pédiatrique (EVA) avec le triangle rouge vertical qui représente une masse de douleur* : enfant > 6 ans
- *Échelle numérique simple (ENS)* : enfant âge > 10 ans

• *Échelle des six visages (FPS-R) :* enfant âge > 4 ans
On présente à l'enfant une réglette de 6 visages qui ont de plus en plus mal et on lui demande de nous montrer « *celui qui a mal comme lui* ».

• *Les jetons (Poker Chip Tool) : enfant âge > 4 ans*
On présente à l'enfant 4 jetons identiques en précisant que chacun représente « un morceau de douleur » et on lui demande de prendre autant de jetons qu'il a mal.

5.1.2. Outil permettant de localiser la douleur

• *Dessin du bonhomme :*
Il s'agit d'un moyen de communication privilégié chez l'enfant. L'enfant peut à la fois préciser sur le dessin, de face et de dos, où il a mal mais aussi, à l'aide de couleurs différentes, préciser l'intensité de la douleur ressentie.

5.1.3. Outil permettant de décrire la douleur et ses retentissements psycho-affectifs

• *QDSA (Questionnaire Douleur Saint-Antoine) :* pas avant 10 ans et avec explications.
Le dialogue avec l'enfant permettra de faire préciser à l'enfant ce qu'il ressent (aspects qualitatifs descriptifs de la douleur).

5.1.4. Évaluation du retentissement sur la vie quotidienne

Dans un contexte de douleur prolongée, les activités quotidiennes de l'enfant se trouvent perturbées : jouer, manger, dormir, regarder la télévision, travail scolaire. L'enfant va donc pouvoir évaluer sur le même principe que l'échelle visuelle analogique la gêne occasionnée par la douleur sur son quotidien. Il s'agit bien sûr de faire le lien avec la notion de qualité de vie. L'entretien avec l'enfant, mais aussi ses parents, s'avère tout aussi important.

5.2. L'hétéro-évaluation

Elle ne doit être envisagée que si l'auto-évaluation est impossible en particulier chez le petit enfant (< 4 ans) et chez l'enfant non communiquant. L'enfant ne relativise pas son ressenti, seule l'analyse sémiologique par le médecin, les soignants et les parents permettra de préciser le niveau de douleur. Néanmoins il existe de nombreuses échelles d'hétéro-évaluation validées tenant compte de l'âge de l'enfant et de la situation douloureuse (réanimation, post-opératoire, douleur liée aux soins, douleur prolongée…).

Ces échelles reprennent une liste de symptômes validés pour étudier et quantifier le niveau de douleur. On retrouvera des symptômes en relation avec l'expression de douleur aiguë : détresse (agitation, pleurs, cris...), expression spécifique du visage, stress physiologique, et d'autres avec l'expression de douleur prolongée : réduction de l'activité motrice, de l'intérêt pour les personnes, des autres activités de base (jouer, dormir, parler...).
En pratique, observer attentivement l'enfant pendant les soins, puis remplir l'échelle.

Voici les principales échelles d'hétéro-évaluation (à télécharger sur le site pediadol.org) :

5.2.1. Chez le nouveau-né à terme ou prématuré

- *DAN (douleur aiguë du nouveau-né) :* pour mesurer la douleur d'un soin.

- *EDIN (échelle douleur et inconfort du nouveau-né) :* elle comprend 5 items cotés de 0 à 3, l'expression du visage, le corps, le sommeil, la relation et le réconfort. Elle mesure la douleur « de base », la douleur prolongée.

5.2.2. Douleur post-opératoire

- *Score AMIEL-TISON :* très détaillé, 10 items.

- *OPS (Objective Pain Scale) :* elle comprend 5 items cotés de 0 à 2, la pression artérielle, les pleurs, les mouvements, le comportement et l'expression verbale ou corporelle. L'item pression artérielle n'est pas toujours retenu.

- *CHEOPS (Children's Hospital Eastern Ontario Pain Scale) :* elle comprend 6 items, les pleurs, le visage, les plaintes verbales, le corps, les mains et les jambes.

5.2.3. Douleur aiguë liée aux soins

- *CHEOPS*

- *DAN*

5.2.4. Douleur prolongée

- *EDIN*

- *DEGR (échelle douleur enfant Gustave Roussy) :* elle comprend 10 items cotés de 0 à 4 en fonction du comportement observé, divisés en 3 groupes : les signes directs de la douleur, l'expression volontaire de la douleur et l'atonie psychomotrice. L'échelle HEDEN est une version simplifiée.

- *Échelle douleur enfant San Salvadour :* échelle pour enfants polyhandicapés.
- *Douleur aux urgences : échelle EVENDOL :* 5 items simples (expression vocale ou verbale, mimique, mouvements, positions, relation avec l'environnement) à coter au repos et à la mobilisation de la zone douloureuse.

TABLEAU DE SYNTHÈSE

Âge	Douleur aiguë		Douleur prolongée	
	Échelle	Seuil traitement	Échelle	Seuil traitement
Prématuré et Nouveau-né	DAN (Douleur aiguë du nouveau-né)	3/10	EDIN (échelle douleur et inconfort du nouveau-né et prématuré)	4/15
0 à 3 ans	AMIEL-TISON OPS	5/20 3/10 ou 2/8	EDIN (grille utilisable dans cette tranche d'âge à défaut d'autre échelle)	
2 mois à 7 ans 1 an à 7 ans	OPS CHEOPS (à partir 1 an)	3/10 ou 2/8 9/13	DEGR (douleur enfant Gustave Roussy)	10/40
0 à 7 ans	EVENDOL	4/15	EVENDOL	4/15

Lorsque l'on se trouve dans une situation sans échelle adaptée, certains éléments d'observation vont nous permettre de repérer la douleur. Chez les bébés on va tester la **consolabilité :**

Cause des cris et pleurs	Réponses à tester
Besoin de présence	Paroles, bercement
Membres entravés	Libérer ses membres
Soif, faim	Donner à boire
Besoin de succion	Pouce, sucette
Propreté	Changer la couche
Séparation parentale	Favoriser présence, doudou, odeur

Chez les enfants de 1 à 7 ans on évaluera les **« activités de base »** : jouer, bouger, parler, communiquer, apprendre, manger, dormir car toute altération de ces activités peut être un indicateur de douleur.

On gardera en mémoire la référence : le petit enfant en bonne santé, si expressif, si rapide, le nourrisson normal, si mobile, si animé, si pétillant de vie, et le nouveau-né qui cherche à initier la relation quand il est en phase d'éveil. Toute douleur entraîne une altération plus ou moins importante de ces activités.

6 LA DOULEUR LIÉE AUX SOINS EN PÉDIATRIE

Toute douleur liée aux actes diagnostiques et/ou de soin doit être reconnue, prévenue et traitée. Il s'agit d'anticiper les évènements douloureux, ce qui suppose au préalable une réflexion en équipe et une remise en question de nos pratiques soignantes. Pouvoir répéter un soin douloureux sans appréhension massive de l'enfant est primordial : c'est un indicateur de qualité des soins. La douleur liée aux soins expose l'enfant à un vécu traumatique. Comme nous l'avons décrit précédemment la douleur est perçue comme une agression incompréhensible, elle est souvent plus mal vécue que la maladie elle-même. Ainsi traiter insuffisamment la douleur lors d'un premier soin, c'est s'exposer à aggraver la perception des suivants et à développer chez l'enfant peur, anxiété et parfois même une phobie des soins.

Notre rôle de soignant est donc d'informer l'enfant et ses parents sans mentir ni banaliser ou dramatiser, sans encourager les attitudes héroïques. Expliquer les buts du soin permet une meilleure acceptation, voire une adhésion au projet thérapeutique : la coopération de l'enfant est alors favorisée. En effet expliquer les soins, aider l'enfant à mettre des mots sur ses sensations et émotions est étayant et permet de donner du sens à ce qui se passe.

Le recours aux traitements médicamenteux avant les soins (EMLA®, solution sucrée, inhalation de MEOPA, prémédication) ne doit pas être la seule alternative. Il est important de privilégier également des techniques non médicamenteuses comme la relaxation, la distraction de l'attention, ce qui implique d'être à deux soignants lors de la réalisation du soin. De plus, la présence des parents lors du soin est à encourager et à favoriser. Après le soin l'enfant appréciera d'être félicité.

QUELQUES PHRASES À ÉVITER : CES A PRIORI QUI NOUS FREINENT !

- Tais-toi ! Chut !
- Sois sage ! Sois gentil !
- Si tu pleures je fais sortir maman... Il « fait marcher » sa maman
- On ne peut rien faire de plus... C'est normal !
- Ça ne fait pas si mal, ce n'est rien
- Si tu n'avais pas fait de bêtise, tu n'aurais pas mal !
- C'est fini (alors que le soin vient de commencer)
- Ce n'est pas de la douleur, c'est de la peur
- N'y pense pas, tu auras moins mal !

ANTICIPER LES ÉVÈNEMENTS DOULOUREUX

- Informer l'enfant et ses parents
- Favoriser la présence des parents auprès de leur enfant
- Faire participer l'enfant, le distraire
- Repenser certaines habitudes de service
- Posséder une habileté technique
- Choisir un matériel adapté
- Installer confortablement l'enfant, dans un environnement calme
- Anticiper la prise en charge de la douleur

7 PARTICULARITÉS DU TRAITEMENT DE LA DOULEUR CHEZ L'ENFANT

Au terme de l'évaluation, le soignant doit avoir défini le mécanisme physiopathologique en cause (douleurs de nociception, douleurs neuropathiques, mécanisme inflammatoire...). Le traitement de la douleur de l'enfant diffère peu de celui de l'adulte, si ce n'est les difficultés d'évaluation, la nécessité d'adapter les doses, de faire participer les parents et d'expliquer simplement le traitement aux enfants.

DOULEURS PÉDIATRIQUES NÉCESSITANT UNE PRISE EN CHARGE SPÉCIALISÉE EN CENTRE MULTIDISCIPLINAIRE :

- douleurs chroniques et récurrentes
- céphalées récurrentes non contrôlées par un traitement simple
- drépanocytose
- arthrite juvénile idiopathique et autres rhumatismes
- douleurs du poly-handicap
- douleurs liées au cancer, au SIDA
- douleurs au cours des maladies neuro-musculaires
- algodystrophie
- douleurs de la phase terminale
- douleurs dites « psychogènes ».

Ces consultations ont pour but d'aider le spécialiste d'organes à une meilleure approche de la douleur : évaluation, bonne pratique des méthodes d'analgésie, appréciation du retentissement psychologique et social de la douleur...

7.1. Les traitements médicamenteux

7.1.1. Les antalgiques

L'utisation des antalgiques ne diffère pas de celle de l'adulte en dehors d'une nécessaire adaptation posologique. Chez l'enfant un certain nombre d'antalgiques ne sont pas disponibles et ce n'est que récemment que certains traitements comme la codéine ont pu être proposés en pédiatrie.

ANTALGIQUES UTILISABLES CHEZ L'ENFANT

- **Paracétamol** : 60 mg/kg/j, dose de charge de 30 mg/kg/j (en cours de validation). Utilsable par voie orale, IV, voie rectale non fiable
- **Aspirine :** 50 à 60 mg/kg/j. Risque d'hémorragie et de syndrome de Reye.
- **Ibuprofène :** 30 mg/kg/j, à partir de 3 mois, utile dans les migraines de l'enfant et toutes les douleurs inflammatoires
- **Acide niflumique :** 40 mg/kg/j à partir de 6 mois
- **Diclofénac et acide tiaprofénique :** à partir de 4 ans
- **Ketoprophène :** à partir de 6 mois, sirop Toprec®
- **Codéine :** 2 à 4 mg/kg/j sans dépasser 6 mg/kg/j (sirop Codenfan® dosé à 1mg/ml chez l'enfant de plus de 1 an)
- **Nalbuphine** : 0,2 à 0,3 mg/kg en IV lente jusqu'à 6 par jour. Agoniste-antagoniste morphinique très utilisé en pédiatrie. À ne pas associer à la morphine
- **Tramadol :** 1 à 2 mg/kg 4 fois par jour, en gouttes, à partir de 3 ans. Opioïde à action monoaminergique
- **Morphine :** formes immédiates : débuter par 1 mg/kg/j en 6 prises par voie orale. Ampoules buvables, sirop de morphine, gélules à 5-10-20 mg (Actiskénan), comprimés à 10-20 mg (Sévrédol®) à partir de 6 ans. Possibilité de passer à la forme retard (avec interdoses) posologie intiale 20 mg/jour. Utilisation par voie IV et en PCA possible également.
- **Antispasmodiques :** phloroglucinol (Spasfon®), tiémonium (Viscéralgine®) 6 mg/kg/j.

7.1.2. Les anesthésiques locaux

Les anesthésiques locaux comme la crème EMLA® sont particulièrement utilisés chez l'enfant, notamment avant les soins ou pose de perfusion ou toute effraction cutanée.

EMLA® crème ou patch permet une anesthésie de la peau

- de 3 mm en 1 heure d'application
- de 5 mm en 2 heures d'application

7.1.3. Le protoxyde d'azote et l'oxygène (MEOPA)

Le mélange équimolaire de protoxyde d'azote et d'oxygène est une technique antalgique largement utilisée en pédiatrie. C'est un antalgique inhalé, indiqué pour des analgésies de courte durée, notamment lors de soins (pansements, réduction de luxation...) ou de réalisations de techniques diagnostiques agressives (ponction lombaire, ponction veineuse...).

7.2. Les traitements non médicamenteux

Les traitements non médicamenteux de la douleur sont aussi importants que les médicaments chez l'enfant. Ils permettent de rassurer l'enfant, et d'améliorer l'observance du traitement médicamenteux.

7.2.1. Méthodes physiques

Les techniques physiques sont identiques à celles réalisées chez l'adulte. Il faut y ajouter les techniques de toucher-massage qui permettent à l'enfant de bénéficier de soins empathiques.

7.2.2. Méthodes cognitivo-comportementales

La relaxation, la désensibilisation (notamment à une phobie) peuvent être utilisées chez l'enfant comme chez l'adulte.

Les techniques de distraction sont faciles à utiliser et assez efficaces pour les douleurs de faible intensité : plus l'enfant sera distrait, plus il pourra « oublier » la douleur. Ces techniques doivent être adaptées à l'âge des enfants.

L'hypnose et les techniques d'imagerie mentale sont particulièrement faciles à mettre en place avec les enfants, très suggestibles.

7.2.3. La psychothérapie

Dans certains cas où les intrications psychologiques paraissent particulièrement importantes, une approche psychothérapique peut être nécessaire. Il peut également être utile de faire participer les parents dans des psychothérapies familiales.

8 CONCLUSION

Toutes les méthodes d'évaluation en pédiatrie contribuent à étayer le diagnostic positif de douleur. On doit être sûr ainsi de ne pas passer à côté d'une douleur importante, masquée chez le petit enfant par des signes pseudo-dépressifs ou une agitation. Rappelons que *seul l'enfant peut évaluer ce qu'il ressent personnellement subjectivement ; à défaut les parents évaluent la douleur d'après les manifestations comportementales apparentes dues à cet état subjectif ; et les soignants évaluent spontanément, instinctivement, d'après le comportement plus ou moins bruyant de l'enfant et d'après la connaissance de la maladie*, ce qui introduit un biais certain.

La confiance mutuelle est l'objectif à atteindre, en favorisant le partenariat avec le jeune malade tant dans l'évaluation que dans le traitement. Restons toutefois prudents dans nos conclusions, car même si le traitement est efficace, la douleur est un événement qui marque, laisse des traces. Dans la prise en charge, ne restons pas seuls et gardons-nous de la toute-puissance. Dans toute démarche de soulagement de la douleur, le médicament est important mais le rôle de la parole demeure essentiel pour tisser un soutien relationnel, nouer l'empathie, accompagner. La prise en soin de la douleur permet aujourd'hui de mettre tout en œuvre pour que les activités des enfants restent possibles, pour prévenir à la fois les séquelles psychologiques et les conséquences anatomiques et fonctionnelles de la douleur, ce qui constitue un nouvel objectif pour le soignant. La rencontre entre celui qui souffre, l'enfant, ceux qui l'élèvent et l'aiment, les parents, et ceux qui soignent, crée un espace de soin, dans une responsabilité partagée centrée sur l'enfant.

---

* Sites internet ressources : Pediadol, CNRD, Sparadrap.

* Livres ressources :
  - *La prise en charge de la douleur chez l'enfant, une approche multidisciplinaire,* A. Twycross, A. Moriarty, T. Betts traduction coordonnée par C. Wood, Masson, Paris, 2002.
  - *La douleur chez l'enfant, Pratique au quotidien,* D. Annequin, Masson, Paris, 2002.

Chapitre 11

PRISE EN SOINS DE LA DOULEUR AU COURS DES CANCERS

VIGNETTES CLINIQUES

OBSERVATION 1 : Des douleurs persistantes après une chirurgie palliative de cancer du pancréas.

M. R., 53 ans, a un cancer de la tête du pancréas diagnostiqué depuis peu. La tumeur s'est révélée être inextirpable lors de la laparotomie. Le geste s'est limité à une double dérivation biliaire et digestive. L'équipe a pris le temps d'expliquer le geste au malade. Les suites opératoires ont été simples et le malade est rentré à son domicile 7 jours plus tard avec une prescription de paracétamol codéiné 2 cp 3 fois par jour pour ses douleurs (qu'il tolère bien). Il doit revoir le cancérologue dans 3 semaines pour envisager la suite du traitement (chimiothérapie).

Le malade contacte l'équipe soignante 2 jours plus tard car ses douleurs ne sont que partiellement calmées par le traitement en cours. La topographie des douleurs (épigastrique à irradiation dorsale) est identique à celles préexistant à l'hospitalisation. Une réévaluation des douleurs de fond et des paroxysmes douloureux est réalisée. En lien avec l'équipe médicale, les paramètres d'évaluation de la douleur (fréquence, situations) et les doses d'antalgiques prévus par le protocole sont modifiés.

OBSERVATION 2 : Des douleurs chez une patiente traitée pour cancer du sein

Mme D., 60 ans, est suivie pour un cancer du sein avec métastases osseuses et pulmonaires connues. Un traitement par chimiothérapie intraveineuse et par radiothérapie locale a été réalisé. Elle se plaint parfois de douleurs rachidiennes et des membres inférieurs, augmentées par la chimiothérapie. Elle se plaint également d'une grande fatigue, de nausées, et semble prostrée.

En regard de la zone d'irradiation, la peau est inflammatoire, et très douloureuse au moindre contact. Des soins locaux sont réalisés régulièrement.

La douleur est évaluée de façon régulière, pour apprécier les douleurs de fond, et pendant les soins, pour appliquer au mieux un protocole de prévention des douleurs induites par les soins. En raison de la tristesse apparente de la patiente, une consultation psychologique spécialisée est proposée. Toute l'équipe va ensuite se réunir pour définir les objectifs de la prise en soins, les moyens médicamenteux et non médicamenteux nécessaires, après concertation avec la patiente et son entourage.

La douleur est une constante du cancer et est indissociablement liée à son évolution. Malgré l'amélioration dans le dépistage du cancer, la douleur est toujours présente à toutes les phases de la maladie (phase diagnostique, sous thérapeutique, en cas de récidive, lors de complications, en phase palliative). Les dimensions cognitives et émotionnelles ont une place prépondérante, ce qui nécessite une prise en soins adaptée par une équipe pluridisciplinaire. C'est la notion de douleur totale.

1 LA POLITIQUE DE SANTÉ CONCERNANT LA DOULEUR CANCÉREUSE

Depuis les années 1980, c'est surtout la douleur cancéreuse qui a fait évoluer les politiques dans la prise en charge de la douleur, permettant de citer enfin la douleur dans la loi hospitalière ainsi que dans la charte du patient hospitalisé.

En 1994, un rapport du Haut Comité de la Santé Publique pose comme objectif de diminuer de moitié la douleur du cancer pour l'an 2000, qui sera suivi en 1995 de recommandations de l'Agence nationale (ANDEM devenue ANAES) et de la Fédération nationale des centres de lutte contre le cancer (FNCLCC).

Depuis 1998, le Ministère de la Santé a lancé des plans de lutte contre la douleur. Le dernier plan 2006-2010 comporte une mesure stipulant de mieux prendre en charge la souffrance des personnes atteintes de cancer, en lien avec le plan cancer.

2 SPÉCIFICITÉS CLINIQUES DES DOULEURS CANCÉREUSES

La fonction de la douleur vise à protéger l'intégrité physique. C'est un signal d'alarme visant à défendre l'organisme. Cependant, il n'existe pas de relation entre la gravité de la cause et la douleur ressentie. Pour exemple, certains cancers sont révélés par une douleur sans être pour autant un signe de gravité et d'autres cancers évoluent insidieusement sans douleur ressentie.

Contrairement aux idées reçues, la douleur n'est pas toujours un signal d'aggravation fatal de la maladie.

Le Memorial Cancer Center de New York propose une classification des douleurs cancéreuses :

1. Douleurs aiguës liées au cancer :

- en rapport avec le diagnostic du cancer,
- en rapport avec le traitement étiologique (chirurgie, chimiothérapie, radiothérapie).

2. Douleurs chroniques liées au cancer :

- en rapport avec la progression du cancer,
- en rapport avec le traitement étiologique (chirurgie, chimiothérapie, radiothérapie).

3. Douleur chronique préexistante et liée au cancer.

4. Antécédents de dépendance aux stupéfiants et une douleur liée au cancer.

5. Phase terminale avec douleur liée au cancer.

2.1. Les douleurs de fond

On peut rencontrer dans la douleur cancéreuse des douleurs aiguës d'origine nociceptive et neurogène, mais aussi des douleurs chroniques. On peut dire qu'il existe une douleur mixte associant les deux participant à la « douleur totale » en ce sens qu'elle associe douleur à la fois somatique et psychologique (liée au caractère physique pénible et invalidant) où se superpose la connaissance qu'a le patient de la nature de son mal.

Les facteurs mis en jeu sont aussi la peur de mourir, la mutilation liée à la pathologie, la modification de l'image corporelle. La non prise en compte de ces facteurs peut être une des causes de l'échec du soulagement de la douleur malgré des thérapeutiques adaptées.

Il est donc nécessaire de comprendre la notion de souffrance de douleur totale et donc du symptôme douloureux pour pouvoir aider le patient atteint de cancer.

Schéma de la douleur totale du patient atteint de cancer

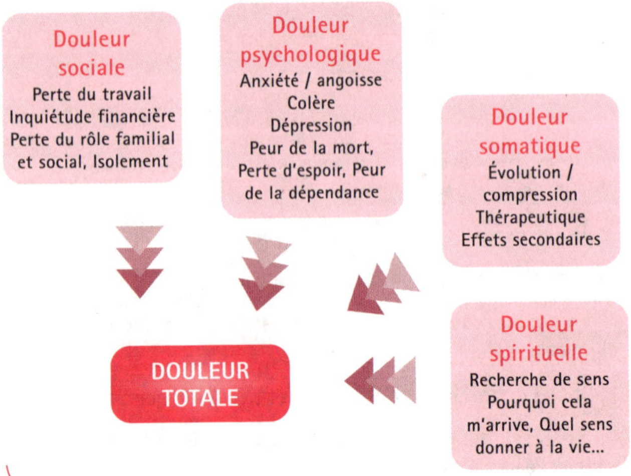

La douleur cancéreuse doit être envisagée comme potentiellement durable, malgré l'efficacité possible des traitements. Il est habituel de retrouver une douleur de fond qui correspond à une douleur chronique, le plus souvent stabilisée sous traitements opiacés.

2.2. Les douleurs paroxystiques

On trouve aussi souvent des accès douloureux aigus que l'on peut définir comme une exacerbation transitoire et de courte durée de la douleur, d'intensité modéré à sévère. Depuis 1990, on utilise le terme *breakthrough pain (BKP)* pour qualifier ces accès douloureux.

Le mode de déclenchement de ces accès peut être :

- Spontané, imprévisible dans environ 50% des cas.
- Lié au mouvement ou à des actions volontaires du patient (déglutition, défécation, miction) dans environ 25 % des cas.
- Lié à un déclenchement en relation avec la fin d'action du traitement antalgique dans environ 25 % des cas.

En situation de douleur chronique du cancer, environ 60 % des patients présentent en moyenne 5 *breakthrough pain* par jour. Pour l'ensemble des accès douloureux liés à des actions volontaires, on parle d'accès douloureux prévisibles.

Attention, ne pas confondre ces douleurs avec les douleurs provoquées par les soins.

Il faut également différencier les accès aigus de la notion de « réapparition de la douleur » associée à une insuffisance thérapeutique, par exemple liée à la fin prématurée de l'effet antalgique.

3 LES CAUSES DES DOULEURS CANCÉREUSES

Les douleurs en rapport avec le cancer peuvent avoir des causes multiples :

3.1. Les lésions osseuses

Les localisations osseuses primitives sont rares, se voient surtout chez l'enfant (ostéosarcome, sarcome d'Ewing), les localisations secondaires sont les plus fréquentes survenant secondairement à un cancer du sein, thyroïde, poumon, prostate... Leur diagnostic est radiologique où elles apparaissent lytiques ou condensantes.

La douleur est constante, permanente, s'exacerbant la nuit. Elle devient intolérable quand elle s'associe à une atteinte des structures nerveuses adjacentes.

La base du crâne, le rachis, le bassin et les os longs sont les localisations les plus fréquentes. Il existe un risque de fracture osseuse.

3.2. L'atteinte des structures nerveuses

C'est la deuxième cause de douleur. Il peut s'agir de compression ou d'infiltration nerveuse occasionnant soit des douleurs fulgurantes évoluant par crises, soit une douleur dysesthésique permanente. L'atteinte peut être périphérique ou centrale, localisée ou diffuse (plexus brachial, plexus lombaire, méningites tumorales...).

3.3. Les douleurs viscérales

L'infiltration tumorale peut entraîner l'obstruction d'un viscère creux, irriter les séreuses ou comprimer le parenchyme d'un organe plein occasionnant une douleur d'intensité variable.

3.4. Les douleurs muqueuses : nécrose, inflammation et ulcérations

Il existe des douleurs parfois intenses des muqueuses, souvent liées au traitement, ou aux complications de la maladie : glossite, pharyngite, rectite...

3.5. Atteintes vasculaires : infiltration et thromboses

Lors de compressions loco-régionales les structures vasculaires peuvent être comprimées, à l'origine de complications vasculaires artérielles ou veineuses.

3.6. Les douleurs d'origine iatrogène

• Douleurs post-chimiothérapies (mucites, neuropathies périphériques, douleurs zostériennes et post-zostériennes et les complications des corticoïdes).

• Douleurs post-radiothérapie (myélopathies post-radiques, plexites post-radiques, l'ostéoradionécrose).

• Douleurs post-chirurgicales (douleurs post-thoracotomie, douleurs post-mastectomie, douleurs d'amputation).

• Douleurs liées aux examens exploratoires : certains actes médicaux sont invasifs par eux-mêmes : prélèvements sanguins, ponction lombaire, biopsie de moelle osseuse, biopsie per cutanée.

4 L'ÉVALUATION DES DOULEURS CANCÉREUSES

La douleur cancéreuse est rarement révélatrice mais sa persistance aggrave le vécu du patient ; la maladie grave dont il est atteint et qu'il connaît renforce l'amalgame douleur-maladie.

Selon D. C. Turk : C'est pourquoi, on doit évaluer l'homme cancéreux et non pas seulement sa douleur, et ne jamais perdre de vue que dans cette maladie l'impact de la douleur quellle que soit son intensité sur l'activité et la joie de vivre est toujours plus important que pour les douleurs d'autres origines.

La douleur cancéreuse nécessite une évaluation régulière tenant compte :

- de l'historique de la maladie cancéreuse et des traitements antérieurs et actuels ;
- du degré de connaissance du patient et de sa famille quant à la maladie ;
- de l'historique de la douleur ainsi que de la topographie actuelle ;
- de l'impact psycho-social, cognitif et affectif.

Pour cela il sera utilisé des échelles unidimensionnelles (EVA, EN, EV), l'échelle de projection de la douleur sur la silhouette, des échelles comportementales, des échelles affectivo-émotionnelles sur l'anxiété et la dépression, des échelles la qualité de vie (voir chapitre « Évaluation »).

L'échelle S.E.P.I.A.C. est une méthode simple, facile et reproductible dans le temps :

S : sensation = intensité douloureuse (EVA) + symptômes associés

E : expression = anxiété, dépression, troubles du sommeil

P : pensées = interprétation de la douleur et de la maladie

I : image du corps = soins de base à effectuer

A : activités, attitudes du patient ou de l'entourage

C : consommation d'antalgiques.

5 PRISE EN SOINS INFIRMIERS DES DOULEURS CANCÉREUSES

La douleur cancéreuse, outre l'aspect somatique, demande un repérage et une prise en soins de la souffrance du patient (douleur psychologique et ou spirituelle), et d'être à l'écoute de l'aspect social. Dans certains cas, il sera judicieux de passer le relais à d'autres professionnels (psychiatre, psychologue, assistante sociale, associations).

Les recommandations de l'OMS concernant le symptôme douleur portent sur les traitements qui associent une approche somatique et psychologique (utilisation de traitements médicamenteux et non médicamenteux) doivent être accompagnés d'explications.

Trois objectifs spécifiques sont préconisés :

- Améliorer le nombre d'heures de sommeil sans douleur.
- Soulager la douleur quand le patient est au repos.
- Soulager la douleur quand le patient est debout ou actif.

5.1. Les traitements médicamenteux sont la première réponse à la douleur, ils demandent de respecter les règles suivantes :

- Les paliers de l'OMS.
- La demi-vie détermine l'espace régulier des prises.
- La voie orale est toujours préférée.
- Les antalgiques doivent être pris à intervalle régulier et non à la demande.
- La bonne dose est la dose qui soulage, elle peut être augmentée de façon majeure si nécessaire, en fonction de la tolérance.
- Les thérapeutiques adjuvantes doivent toujours être envisagées. (anti-inflammatoires, antidépresseurs, neuroleptiques, antiépileptiques, anxiolytiques...)
- Les effets secondaires doivent être recherchés et prévenus.

LES PALIERS DE L'OMS

La stratégie thérapeutique obéit depuis quelques années aux paliers de l'Organisation Mondiale de la Santé. Il s'agit d'une stratégie thérapeutique antalgique progressive comportant trois niveaux.

- ***Les antalgiques de niveau I*** sont représentés essentiellement par les antalgiques périphériques (paracétamol, aspirine).
- ***Les antalgiques de niveau II*** comportent les morphiniques faibles (dextropropoxyphène, codéine) et une molécule d'introduction récente, l'hydrochloride de tramadol. Au niveau supérieur de ce palier, on trouve la buprénorphine (Temgesic®) et la nalbuphine (Nubain®).
- ***Les antalgiques de niveau III*** regroupent les morphiniques forts (chlorhydrate et sulfate de morphine, oxycodone, hydromorphine, fentanyl, péthidine...).

5.2. La prise en charge de la douleur cancéreuse peut faire appel à certaines techniques spécifiques

▶ Les techniques chirurgicales :

- Neurolyses chimiques ou thermiques
- Décompression chirurgicale : exemple du trijumeau
- Thermocoagulation

▶ Les blocs thérapeutiques :

- Blocs spinaux : péridural, intrathécal
- Blocs sympathiques : stellaire, coeliaque.

▶ Les stimulations périphériques antalgiques :

- La neurostimulation transcutanée ou TENS : elle a pour objectif de renforcer ou de suppléer un mécanisme inhibiteur défaillant, donc elle est utilisée dans les douleurs neurogènes périphériques.
- L'acupuncture
- La mésothérapie
- La radiothérapie antalgique

La douleur induite par les soins ou les explorations, en plus de celle liée à la maladie, pourra être prise en charge par des interdoses de morphine, par des traitements tels que MEOPA , EMLA®...

5.3. Les techniques non médicamenteuses sont aussi utilisées et doivent être encore développées

- La cryothérapie (compresses froides, cryogel, gel..) et la thermothérapie (cataplasme, ondes courtes...)
- Massages
- Relaxation
- Hypnose

5.4. La prise en soins globale

La prise en soins de la douleur somatique ainsi que la relation spécifique au patient atteint de cancer contribuent à la prise en charge globale de l'individu dans toutes les dimensions de sa souffrance.

▶ **Il est souhaitable que le schéma thérapeutique intègre toutes les techniques de prise en charge.** Ces associations sont importantes même lorsqu'il n'y a plus d'espoir de guérison, sans pour cela entrer en phase terminale. Il s'agit plus d'une prise en charge de la douleur, qui pourra rentrer ultérieurement dans un cadre global de soins palliatifs.

▶ **La communication** revêt aussi une importance capitale. Cette dernière demande de développer d'une part l'observation et d'autre part des capacités relationnelles dans l'aide et le soutien pour aboutir le cas échéant à la relation d'aide.

Le contexte de souffrance nécessite de développer un climat de confiance permettant cette relation spécifique. Cette relation va permettre de verbaliser l'anxiété, la peur de la mort, de mettre des mots sur le ressenti et l'avenir compromis. Le questionnement spirituel, sur la recherche de sens, sera de même facilité lors des échanges.

Ces capacités relationnelles sont souvent effectives au cours des soins mais il est fréquent de devoir envisager des entretiens d'approfondissement plus centrés sur des problématiques repérées.

▶ **Une information claire sur le schéma thérapeutique et le suivi du patient** par les différents membres de l'équipe contribue au climat de confiance, mais demande une connaissance du patient pour être faite au moment le plus opportun. En regard, la notion d'équipe pluridisciplinaire est importante en particulier pour la transmission des informations recueillies auprès du patient. Ce partage au niveau de l'équipe contribue également au climat de confiance. Il faut de la concertation pour que le projet de soins du patient soit effectif, adapté et que les actions soient cohérentes tout au long de la prise en soins, en fonction de l'évolution thérapeutique et de la souffrance du patient.

▶ **L'organisation et la réalisation des soins doivent être abordées de façon qualitative.**
Le choix de regrouper les soins doit être pensé en terme de bénéfice pour le patient. Il peut être judicieux de regrouper les soins ou à l'inverse de les répartir équitablement sur la journée. On peut, par exemple, envisager la toilette le matin et des pansements l'après-midi.

Pour limiter la fatigue rencontrée couramment chez ces patients, certains soins nécessitant du temps peuvent être envisagés en binôme, exemple toilette complète par une infirmière et une aide-soignante. Lors de certains soins invasifs, le travail en binôme offre aussi un confort aux soignants (soins de cathéter central, amputation, chambre implantable…).

6 EN CONCLUSION

La prise en soins des douleurs cancéreuses est un des objectifs principaux des soins infirmiers, associant des moyens multiples dans une relation de soutien et d'aide. Cela exige une collaboration interdisciplinaire et une complémentarité des actions par les différents partenaires de soins, après une évaluation complète ayant permis de comprendre la physiopathologie des douleurs, les composantes de sa douleur, sans négliger l'histoire personnelle, les ressources propres et les demandes précises du patient.

La prise en soins de la douleur cancéreuse sera donc centrée sur le patient, avec sa participation la plus active possible et celle de tous les partenaires de soins. C'est ici particulièrement que la mise en place de protocoles de soins, leur mise en application efficace mais aussi leur évaluation permanente prennent toute leur importance.

Chapitre 12

PRÉVENTION ET PRISE EN CHARGE DES DOULEURS INDUITES PAR LES SOINS

VIGNETTES CLINIQUES

OBSERVATION 1 : Des douleurs chez un patient diabétique nécessitant des soins de pieds pour mal perforant plantaire

M. T., 45 ans, est suivi depuis 20 ans pour un diabète traité par insuline, avec une compliance médiocre. Il est hospitalisé pour prise en charge de lésions des deux pieds à type de maux perforants plantaires, très profonds et surinfectés. Il se plaint de douleurs permanentes des membres inférieurs à type de brûlures, décharges électriques et picotements. Le moindre contact sur la plante des pieds est extrêmement désagréable, et les soins sont particulièrement douloureux.

L'analyse des douleurs (questionnaire DN4) révèle que les douleurs de fond sont des douleurs neuropathiques liées au diabète, nécessitant des traitements médicamenteux en continu, à type d'antiépileptique (gabapentine (Neurontin®)). La prise en soins montre qu'il est indispensable de mettre en place une prévention des douleurs induites par les soins de pieds : morphine per os 10 mg à administrer par voie orale 1 heure avant les soins, associée à une bonne préparation et une bonne installation du patient.

Une réévaluation des douleurs de fond et des douleurs lors des soins est réalisée régulièrement. En lien avec l'équipe médicale, les doses d'antalgiques prévus par le protocole sont augmentées.

▶▶▶

OBSERVATION 2 : Des douleurs pendant une mobilisation pour examen radiographique chez une patiente souffrant d'une fracture vertébrale

Mme B., 70 ans, est hospitalisée pour des douleurs de la colonne vertébrale survenues après une chute brutale de sa hauteur. Les douleurs sont intenses (EN= 9/10) et l'analyse suspecte qu'il s'agit de douleurs liées à un tassement vertébral ostéoporotique lombaire. Un traitement par morphinique à libération prolongée (Sulfate de Morphine, Skénan® 20 mg x 2 /jour) et 4 grammes de paracétamol est mis en place, ramenant l'intensité des douleurs à 4/10. En raison d'un transport nécessaire pour le service de radiologie, le traitement est renforcé par une morphine immédiate (Actiskénan® 10 mg per os®).

Une réévaluation des douleurs de fond et des douleurs lors des mobilisations doit ici être réalisée régulièrement.

Les douleurs induites par les soins représentent bien une réalité, et surtout une plainte des patients, qui peuvent comprendre qu'une maladie soit douloureuse, mais n'admettent pas, à juste titre, que des soins, gestes ou examens prévus puissent induire des douleurs non prises en charge. Une étude récente sur les douleurs liées aux soins montre que 64 % des patients interrogés se plaignaient de douleurs induites. Parmi celles-ci, 45 % étaient dues à des soins quotidiens, 30 % à des examens pratiqués au lit et 26 % étaient liées au transport. La moitié des gestes générant de la douleur était causée pour plus de la moitié par les paramédicaux. Il s'agissait principalement des ponctions vasculaires, des mobilisations et des drainages.

Ce problème est également présent hors des établissements de santé (en pré-hospitalier, en cabinets médicaux...).

Tous les professionnels sont convaincus : les soins infirmiers génèrent de l'inconfort pour le malade, voire des douleurs. Pourtant, à ce jour, il n'existe aucune étude permettant d'en mesurer l'impact sur le malade et sa guérison. Ces douleurs se surajoutent à celles liées à la maladie, au handicap...

En premier lieu, nous réfléchirons sur ce que peuvent représenter les douleurs « induites », ou « liées » aux soins. Nous verrons ensuite quelques situations génératrices de douleur et, enfin, nous nous interrogerons sur les moyens d'éviter l'inconfort chez les patients. Il ne s'agit pas ici de répertorier tous les actes de soins douloureux et de donner mille et une « recettes », mais plutôt de s'interroger et de réfléchir sur nos pratiques afin d'éviter de l'inconfort et des douleurs, chez les malades.

1 QUESTIONS DE VOCABULAIRE

Pourquoi s'interroger sur le vocabulaire ? Pourquoi les termes « *douleurs induites* » voire « *douleurs liées aux soins* » sont-ils plus appropriés à notre pratique infirmière que ceux de « *douleurs provoquées* » ?

La langue française est riche de mots dont le sens a évolué au cours du temps et dont certains ont actuellement plusieurs significations. Le choix des mots a son importance car il convient de se mettre d'accord sur ce qui fait l'objet de notre réflexion. On ne dira jamais assez qu'il nous faut avoir un langage commun, *a fortiori* lorsqu'il s'agit de prise en charge de la douleur. Le sens des mots (en tant que synonyme de signification) recouvre différentes réalités selon les individus. Elles sont liées aux représentations des uns et des autres. F. de Saussure parlait de « *signifié* ». En effet, selon lui un signe linguistique a deux faces : le « *signifiant* » (entité expressive à laquelle est associé un concept) et « le *signifié* » (entité de sens associée au signifiant)[1]...

Ainsi il nous paraît indispensable de définir trois groupes de mots qu'on utilise généralement pour parler des douleurs générées par les soins. Pour ce faire nous ferons référence à François Boureau.

DÉFINITIONS :

François Boureau[2] s'est penché sur ces notions de vocabulaire et a proposé les définitions suivantes :

► **Douleur provoquée :** ***« douleur intentionnellement provoquée par le médecin ou un soignant dans le but d'apporter des informations utiles à la compréhension de la douleur ».***

1. R. Doron, F. Parot (Dir), 2003, *Dictionnaire de psychologie*, Quadrige / PUF, Paris.

2. F. Boureau, *Introduction,* in J. Wrobel, 2005, *Les douleurs induites,* Institut UPSA de la douleur, Rueil-Malmaison, p 9-10.

▶ **Douleur iatrogène :** *« douleur causée par le médecin ou son traitement de façon non intentionnelle et n'ayant pu être réduite par les mesures de prévention entreprises ».*

▶ **Douleur induite :** *« douleur de courte durée, causée par le médecin ou une thérapeutique dans des circonstances de survenue prévisibles et susceptibles d'être prévenues par des mesures adaptées ».*

Par extension, nous pouvons accepter ces définitions pour tous les soignants dont les infirmiers et pour tous les actes de soins. Ainsi nous utiliserons dans notre propos les termes de « douleurs induites » concernant les douleurs survenant lors de soins infirmiers prodigués aux personnes malades.

2 RÉFLEXIONS SUR LA NOTION DE DOULEUR INDUITE PAR LES SOINS

On entend par « douleurs induites par les soins » des douleurs engendrées par les actes de soins infirmiers, qui parfois se surajoutent aux douleurs générées par les pathologies et leurs traitements (médical ou chirurgical). Elles sont dues à la manière dont les professionnels exécutent certains soins, mais pas uniquement. En effet, la planification des soins, le contexte, l'organisation de la structure, le malade lui-même, son entourage, ont aussi un impact sur le ressenti douloureux. Cependant la maîtrise des gestes, le savoir-faire, le savoir-être, la capacité d'adapter un savoir à une situation clinique, autrement dit la compétence de l'infirmier, ainsi que les réflexions individuelles ou collectives qu'il a sur ses pratiques, permettent de diminuer l'angoisse du malade, son ressenti négatif et douloureux, qu'il perçoit lors des soins.

Hormis quelques situations d'emblée douloureuses, ce n'est pas que le soin individuellement soit franchement douloureux (encore une fois, seul le malade ressent sa douleur), mais plutôt l'accumulation de gestes désagréables qui devient franchement insupportable. Finalement c'est la somme de « petites » agressions qui devient intolérable comme, par exemple, la multiplication des ponctions veineuses. De même la succession et l'enchaînement rapides d'actes multiples, en particulier chez les personnes âgées, deviennent sources de douleurs car les patients n'ont pas le temps de récupérer.

Donc il convient de nous interroger sur la nécessité de certains soins mais aussi sur la manière de les exécuter : avons-nous informé le malade ? Avons-nous réfléchi à notre organisation, à la programmation des soins et examens, aux conséquences pour le malade, aux moyens à mettre en œuvre pour éviter l'inconfort, la douleur ?

Outre les soins sur prescription, il faut envisager tous les actes du rôle propre qui peuvent également engendrer de la douleur mais aussi ceux qui contribuent à améliorer le confort du malade.

3 FACTEURS PARTICIPANT AUX DOULEURS LIÉES AUX SOINS

Nous allons maintenant tenter d'analyser différents facteurs qui interviennent dans les soins générateurs de douleur.

3.1. Facteurs liés à la réalisation des soins infirmiers

3.1.1. L'information du malade sur le soin, son déroulement, l'explication des gestes sont nécessaires pour lever certaines appréhensions du malade

Le soignant doit juger de ce qui peut être entendu par le patient, car trop d'informations peuvent avoir aussi un effet anxiogène. Le soignant devra adapter ses informations à ce qui a été dit par l'équipe médicale. De plus il doit adapter son vocabulaire à la compréhension de chaque individu en tenant compte de son niveau socio-culturel. Parfois la langue parlée par le patient est un obstacle à la compréhension, ce qui peut augmenter le niveau d'anxiété. Il faut alors faire intervenir une tierce personne (interprète ou membre de la famille maîtrisant le français). Dans certaines circonstances (une prise en charge plus globale d'une pathologie), la simple information ne suffit plus ; il convient alors d'entrer dans une phase d'éducation en s'appuyant sur les connaissances du malade et son expérience de vie pour l'aider à recouvrer une autonomie la plus satisfaisante possible et donc la sérénité.

3.1.2. La maîtrise des gestes et l'aisance avec laquelle ils sont exécutés semblent primordiales

Un infirmier novice pour un soin est plus susceptible de déclencher des douleurs durant l'exécution de celui-ci. Le patient va ressentir les hésitations du soignant et risque d'éprouver de l'anxiété. Ceci peut amplifier sa perception douloureuse de l'acte de soin. Il faut aussi savoir « passer la main » lorsqu'on se trouve en difficulté et ne pas vouloir réussir à tout prix (il est des jours où nous ne réussissons pas à tout coup).

3.1.3. Prévoir une installation optimale pour le patient et le soignant lors du soin

Même si l'infirmier est compétent du point de vue gestuel, la manière dont il organise son environnement peut influer sur son aisance à pratiquer. Ainsi un mauvais positionnement lors d'un soin au lit du malade risque de se solder par un soin douloureux, pour la personne hospitalisée.

3.1.4. La planification du soin peut également influencer sur le ressenti du malade

Par exemple, si le soin est planifié alors qu'on se trouve dans une période où l'on doit gérer de nombreux gestes et soins, le soignant risque d'exécuter les gestes rapidement sans se soucier du confort du malade. Il faut également penser à faire prescrire un antalgique avant un soin connu comme pouvant induire des douleurs. Cependant si le temps d'action de l'antalgique n'est pas respecté, cela ne sert à rien pour le malade.

3.2. Facteurs liés à la politique et à l'organisation du service

3.2.1. Prévoir une réflexion globale

La nécessité de prendre en charge les douleurs des personnes hospitalisées est, dans un service, un préalable à toute réflexion en équipe sur la prévention des douleurs engendrées par les soins. Des réunions cliniques en équipe pluridisciplinaire aident à mieux connaître et à comprendre chaque personne soignée et à réfléchir sur les soins proposés. La volonté des responsables de service contribue à fédérer l'équipe autour du projet commun et directement ou indirectement permet une amélioration des prestations pour les usagers des établissements de santé.

3.2.2. Proposer des protocoles de prise en charge de la douleur et prévoir du matériel adapté

Cela étant posé, cette réflexion doit aboutir à une organisation efficiente des soins qui tient compte des besoins et des rythmes des malades. Il faut aussi réfléchir à l'élaboration ou à l'intégration de protocoles de soins, pour favoriser la pratique infirmière quotidienne, à la recherche d'une meilleure prise en charge des patients, tenant compte des soins générateurs d'inconfort et de douleur.

Enfin des réunions concernant le choix de matériel après tests doivent être instaurées afin de choisir du matériel ergonomique, adapté aux techniques de soins, privilégiant le confort des malades et préservant la sécurité du personnel soignant, sans pour autant être très coûteux. Ces réunions faites en équipe ont l'avantage de faire connaître le coût et la bonne utilisation du matériel pour que les soignants en aient un usage efficient.

3.2.3. Former les personnels soignants

D'autre part, pour appliquer une telle politique, la formation des individus s'avère incontournable. Des programmes de formation doivent être entrepris pour sensibiliser les personnels et les aider à améliorer leurs pratiques. Ces formations portent sur des connaissances théoriques générales ou spécifiques et sur des connaissances pratiques (techniques de soins infirmiers, utilisation de matériel…).

Concernant l'organisation des soins, nous remarquons que, si celle-ci est inadaptée, le nombre de douleurs induites peut être majoré. Nous pouvons noter, par exemple, les défauts d'anticipation, les incohérences interdisciplinaires, les styles multiples des soignants se succédant auprès d'un même patient, une charge de soins trop élevée. Tout cela doit faire l'objet d'une réflexion d'équipe et l'utilisation de protocoles pour permettre une prise en soins plus efficiente.

Pour être le plus complet possible, il convient de souligner le décalage qu'il peut y avoir entre le rythme des soignants parfois extrêmement rapide et celui des patients pour qui le temps se déroule de manière différente. Cependant la charge de travail des soignants ne justifie pas que l'on minimise les douleurs induites et que l'on n'y réfléchisse pas même si par ailleurs elle peut l'expliquer en partie. Une fois de plus, la réflexion individuelle et collective doit nous permettre d'améliorer nos pratiques.

3.3. Facteurs liés au patient et à son entourage

Les représentations du malade influencent son ressenti, notamment douloureux. Il s'agit ici de ses représentations bien sûr de la maladie, de l'hôpital, des médecins, des infirmiers et des soignants d'une manière générale mais aussi et surtout de ses représentations des soins et en particulier des soins infirmiers.. Son éducation, son parcours de formation, ses expériences de vie, modulent ses représentations. Celles-ci sont forgées sur ses propres connaissances influencées par son état psychologique mais aussi par les représentations sociétales...

De plus, l'état psychologique de la personne contribue à son ressenti douloureux ou non des soins. Cet état peut être modifié par la perception de sa maladie et des douleurs, par son hospitalisation, par les attitudes et comportements des médecins et des soignants, par des problèmes personnels et/ou familiaux engendrés ou non par la maladie, par les soins eux-mêmes... Ces facteurs peuvent induire alors de l'anxiété, de la peur voire un mal-être généralisé. Ainsi, la perception douloureuse durant le soin peut être accrue. Un sentiment d'insécurité peut envahir également le malade. En effet celui-ci perçoit les difficultés des personnels liées aux organisations de services et celles liées au nombre de personnes présentes pour s'occuper de l'ensemble des patients. Cette perception d'insécurité peut aussi être engendrée par l'idée de la compétence qu'il se fait des infirmiers.

De même, l'entourage du patient peut être source d'anxiété pour lui, par les propos transmis et les attitudes et comportements envers lui. La diminution ou la perte des rôles sociaux et familiaux du patient entraîne chez lui un état de dépendance, qui devient aussi source d'angoisse pour lui.

Le rôle de l'infirmier consiste alors à apaiser le malade en l'informant sur le soin et son déroulement, en l'écoutant et en le faisant verbaliser ses craintes, ses angoisses. Éventuellement l'infirmier peut proposer au malade l'intervention d'autres professionnels (un psychologue par exemple), qui seront plus à même de déterminer son profil et ainsi mieux répondre à ses angoisses.

Ainsi nous comprenons mieux que les soins infirmiers ne sont pas sans conséquence douloureuse pour la personne qui les subit. De plus, chaque infirmier doit prendre conscience que les soins ne sont pas dépourvus d'effets sur les malades et que chacun d'entre eux ressent la douleur en fonction de ce qu'il est, de ses expériences et de sa propre sensibilité. Il n'existe pas de standard pour le ressenti de la douleur, même si nous savons par ailleurs que certains soins sont plus algogènes que d'autres et que les circonstances dans lesquelles ils sont réalisés influencent ce ressenti douloureux par le malade.

4 QUELQUES SITUATIONS DE SOINS DOULOUREUX ET QUELQUES PROPOSITIONS D'APPROCHES POSSIBLES

Il ne s'agit pas ici de réaliser une liste exhaustive de situations de soins douloureux. Nous souhaitons évoquer quelques actes fréquents ou typiques qui nous semblent inducteurs de douleurs. Chacun pourra compléter la liste en se référant à sa propre expérience car il appartient à chaque soignant et à chaque équipe de déterminer les actes de soins, les gestes et les thérapeutiques susceptibles de générer des douleurs chez les patients.

Voici donc quelques soins qui nous semblent pouvoir induire des douleurs et de l'inconfort aux personnes qui les reçoivent. Nous verrons dans le paragraphe suivant comment y remédier, et prévenir au mieux la plupart de ces douleurs induites et évitables.

4.1. Les ponctions, les injections et la pose de perfusions

4.1.1. Les ponctions et injections

Qu'elles soient veineuses, artérielles ou autres, toutes les ponctions peuvent être génératrices de douleurs. L'effraction cutanée n'est pas indolore. Plus les ponctions sont fréquentes, moins elles sont bien tolérées par les patients. Les ponctions veineuses peuvent être très douloureuses selon le site de prélèvement et selon l'opérateur. Les ponctions des veines métacarpiennes sont généralement plus douloureuses que celles du pli du coude.

Les ponctions artérielles sont plus douloureuses car les artères sont plus innervées. Les gestes doivent être très précis et exécutés par des personnels habitués à réaliser ces soins.

Les injections de produits médicamenteux en S/C, IM ou IV peuvent induire des douleurs à deux titres :

- Il y a effraction cutanée.
- Certains produits sont douloureux (certains antibiotiques en IM ou S/C, certains antalgiques comme la Morphine S/C ou le Néfopam, certains AINS, tous les produits huileux, etc.)

Selon les sites d'injection, les sensations perçues ne sont pas identiques. Enfin, comme nous l'avons dit précédemment, le rythme et l'accumulation des injections peuvent devenir intolérables pour le patient.

4.1.2. La pose de perfusions

La pose de perfusions à l'aide d'aiguilles ou de cathéters courts entraîne des douleurs chez les personnes malades. Comme pour les ponctions, il y a effraction cutanée donc douleur ressentie différemment selon les personnes. Certains produits peuvent être corrosifs pour les veines et nécessitent une dilution suffisante pour ne pas créer de brûlure. Les produits hypertoniques doivent de préférence être passés sur de grosses voies d'abord centrales. Le choix de l'aiguille (Type, taille, biseau effilé ou non) a une influence sur la perception du malade. L'ablation de perfusion mais aussi de bandes adhésives (après ponctions) peut être source de désagrément pour la personne. Il appartient au soignant d'être le plus doux possible car parfois chez les personnes à la peau fragile ou ayant perdu son élasticité (personnes âgées) on peut constater l'arrachement d'un lambeau, en ôtant l'adhésif.

Nous verrons que la plupart de ces douleurs peuvent être prévenues par des moyens non médicamenteux (varier les sites d'injection, les limiter…) mais aussi par l'application d'antalgiques locaux, comme les patches d'EMLA, posés systématiquement en pédiatrie avant toute ponction veineuse ou injection, et qui devraient se généraliser aux autres populations.

4.2. Les pansements d'escarres

L'escarre se définit comme une nécrose ischémique dont le mécanisme de constitution dominant est la pression exercée entre le plan osseux et le support sur lequel repose le malade. Cependant, interviennent aussi des facteurs comme le métabolisme et la microcirculation du patient.

Les escarres les plus douloureuses sont le plus souvent les plaies au stade de désépidermisation et les escarres profondes infectées. Le stade de détersion est également pourvoyeur de douleurs. Cependant la douleur n'est pas corrélée à la taille de l'escarre.

Lors de la réfection des pansements il s'agit de douleurs aiguës que l'on peut prendre en charge par des antalgiques tels que la Morphine donnée 30 minutes à une heure avant l'acte de soin. Parfois des antalgiques du palier II (paracétamol + codéine ou

DOULEURS INDUITES LORS DE SOINS D'ESCARRES

Outre une douleur chronique par excès de nociception engendrée par la destruction cellulaire, par l'inflammation voire par l'infection de l'escarre, il existe des douleurs se rapportant à la réfection des pansements, qui sont de deux ordres :

- Des douleurs aiguës cycliques liées aux repositionnements ou aux pansements.
- Des douleurs aiguës non cycliques en rapport avec un débridement d'escarre.

paracétamol + dextropropoxyphène) sont suffisants. Le mélange équimoléculaire oxygène protoxyde d'azote (MEOPA ou Entonox) peut être indiqué pour les escarres de grande superficie. À la phase de détersion et avant le pansement, il peut être appliqué, à l'aide de compresses, sur l'escarre et ses berges des anesthésiques locaux comme la Xylocaïne® ou l'Emla®. Les traitements sont à adapter aux patients et la règle consiste à conserver chaque jour le même type de traitement tout en sachant qu'un même type de pansement ne convient pas à tous les stades.

D'autre part l'utilisation de pansements types hydrocolloïdes a l'avantage d'espacer la réfection des pansements, ce qui diminue la fréquence des douleurs induites. Le degré d'anxiété du patient contribue à l'augmentation du vécu douloureux, ce qui nécessite sa réassurance régulière. De même une bonne installation, le choix avec la personne des moments du soin, le respect de sa pudeur ainsi que l'adaptation des rythmes soignant / patient contribuent à améliorer la prise en charge et à diminuer la perception douloureuse.

4.3. Plaie opératoire et ablation de fils, agrafes et de drainages

En chirurgie, les incisions et le processus de cicatrisation sont fréquemment douloureux en particulier dans les suites immédiates et les 48 à 72 premières heures post-opératoires. Cette douleur peut persister jusqu'à 7 jours selon le type d'intervention. Les fils, les agrafes, les drains et les lames contribuent à l'inconfort et à générer ces douleurs, surtout à la mobilisation. Cependant certains adhésifs y contribuent également.

La réfection du premier pansement est très souvent douloureuse car plusieurs facteurs interviennent :

- L'anxiété du malade face à la découverte de la plaie opératoire et à l'appréhension de la douleur sachant que ses mouvements et ses contacts avec la plaie à travers le pansement sont déjà douloureux.

- La cicatrice a suinté et les compresses adhèrent aux berges, aux fils et/ou agrafes.

- La détersion de la cicatrice nécessite des pressions de la part de l'opérateur pour ôter les exsudats et la mobilisation des fils, agrafes et drains, déclenchent des douleurs.

- L'application d'un nouvel adhésif peut également accentuer le phénomène douloureux.

La prise en charge antalgique systématique (PCA ou autre technique préventive) permet de diminuer la perception douloureuse. Avant ce pansement, la dose d'antalgique peut être augmentée, une entredose peut être prescrite, ou encore si le patient a une PCA il peut s'injecter des bolus. En général les pansements suivants sont moins douloureux si la cicatrisation s'effectue correctement. Toutefois les pansements de drains (drains tubulaires et lames) restent douloureux du fait de leur mobilisation régulière. Il faut veiller à ce que le drain ne soit pas coudé et qu'il ne soit pas en traction de manière accidentelle. Pour le confort après mobilisation/raccourcissement et mise en place d'une épingle de sûreté, il est préférable de placer une compresse coupée entre l'épingle et la peau pour éviter l'irritation. Le drain doit être amarré au pansement à l'aide d'une cravate pour éviter sa mobilisation et assurer son ancrage.

L'ablation de ces matériels est parfois mal tolérée. Elle l'est d'autant plus que les fils ou les agrafes sont très serrés, qu'ils sont pris dans le processus de cicatrisation ou que les drains adhèrent aux différents tissus sous-jacents, malgré des mobilisations régulières. Lors d'un constat d'une cicatrisation rapide, il peut être judicieux de discuter avec le chirurgien de l'ablation anticipée du matériel de suture. De manière générale, les gestes doivent être doux et précis et l'intérêt d'une prescription antalgique doit être envisagé. Dans tous les cas le patient sera informé des différents gestes que va effectuer l'infirmier. Il faut également rappeler l'importance d'une bonne installation du patient, avant le soin.

4.4. Sondages

4.4.1. Le sondage urinaire

C'est un geste effectué dans la plupart des services mais aussi à domicile, c'est un acte pouvant générer de la douleur, même si on l'oublie trop souvent. Il peut être intermittent, ou réalisé dans le but de laisser une sonde à demeure. Le risque de traumatisme est plus important chez l'homme du fait de la longueur plus importante de l'urètre et du passage de la prostate (le premier sondage chez l'homme est un acte médical). Des études montrent que l'administration intra-urétrale de gel de Xylocaine® permet de réaliser un sondage indolore.

Actuellement il existe pour les sondages intermittents des sondes de petits calibres auto lubrifiées.

4.4.2. Le sondage nasogastrique

Le sondage nasogastrique est couramment effectué à l'hôpital. C'est un geste douloureux fréquemment rapporté par les patients. Il a été démontré que la pratique d'une anesthésie de la muqueuse nasale avec de la Lidocaïne diminue la douleur ressentie. De même le pharynx peut être anesthésié avec du spray ou du gel de Xylocaïne®. La taille de la sonde et sa rigidité participent aux phénomènes douloureux, cependant son calibre est aussi variable selon son indication. Lorsque la sonde est en place un certain temps (aspiration digestive ou alimentation entérale), elle peut déclencher des douleurs à type d'angine pharyngée : on peut alors faire prescrire des pastilles à sucer anesthésiantes.

Dans tous les cas, il convient de s'interroger sur l'opportunité de tous les sondages. Le patient doit être informé du déroulement du soin et être rassuré par le soignant.

4.5. Les soins de nursing

Qu'est-ce qu'un soin de « nursing » ?

Les soins de nursing permettent de suppléer les personnes qui sont dans l'incapacité temporaire (personnes opérées) ou permanente (personnes en fin de vie, personnes âgées ou personnes handicapées), du fait de leurs pathologies, d'un accident ou du processus de vieillissement, d'effectuer elles-mêmes des gestes de la vie quotidienne. Ces soins vont de la toilette à la prise des repas en passant par les soins bucco-dentaires, le lever, les mobilisations, l'habillage ou le déshabillage, etc.

Selon les circonstances et selon les personnes, ces soins réalisés par une tierce personne sont parfois pourvoyeurs d'inconfort supplémentaire ou même de douleurs.

4.5.1. La toilette au lit d'un opéré par exemple entraînant des mobilisations (retournements, mises sur les côtés) peuvent déclencher des douleurs paroxystiques d'autant plus importantes que le malade se bloque ou résiste de peur de réveiller les douleurs du site opératoire ou de souffrir. De même chez les personnes en fin de vie ou chez les personnes âgées, les douleurs s'accentuent avec les raideurs et les rétractions ostéo-tendineuses alors qu'elles restent immobiles ou en position antalgique pour ne pas avoir mal, puisque le moindre effort leur coûte énormément. On peut également citer les toilettes intimes et les changes de protection nécessitant des mobilisations de la personne.

4.5.2. Les soins de bouche peuvent aussi être très douloureux du fait d'une cavité buccale en mauvais état (dentition abimée, hypersécrétion, lésions diverses de la muqueuse, mycoses, langue rôtie, etc.), de crispation de mâchoires ou de problèmes articulaires.

4.5.3. L'habillage et le déshabillage : pour des raisons similaires à celles que nous venons de voir, l'habillage et même le fait de mettre une simple casaque chez l'opéré, le déshabillage de la personne âgée en institution atteinte de pathologie rhumatismale limitant ainsi les gestes, l'aide aux repas ou le repas lui-même, peuvent induire des douleurs. Il est nécessaire de prendre en compte ici l'aspect psychologique de l'individu. En effet le dévoilement de sa pudeur, de son intimité, son état de dépendance, qu'il accepte tant bien que mal, le fragilisent davantage et peuvent agir comme un catalyseur d'un état anxiogène voire dépressif, ce qui renforce cette perception et l'expression de la douleur.

Comme précédemment, les soins doivent être le plus doux possible. Les soignants tenteront de calquer leurs rythmes sur ceux des patients en adaptant leur organisation en fonction des personnes dont ils ont la charge. Dans certains cas, la prescription d'antalgiques avant les soins devra faire l'objet d'une réflexion d'équipe.

5 SOINS INFIRMIERS : COMMENT ÉVITER L'INCONFORT ET LES DOULEURS ?

Nous allons maintenant tenter de voir comment, pour certains soins, nous pouvons limiter à défaut d'éviter, de provoquer des douleurs. Nous ne reprendrons pas systématiquement les soins évoqués plus haut, mais proposons de les répertorier sous **deux catégories : les soins du rôle propre infirmier** et **ceux du rôle sur prescription.** Nous donnerons quelques exemples sans faire de liste exhaustive.

5.1. Prévention des douleurs liées aux soins sur prescription

Tous ces soins font l'objet d'une prescription médicale. Ils peuvent également faire l'objet d'une prescription complémentaire d'antalgiques ou d'anesthésiants locaux (type EMLA® ou Xylocaïne®) avant le soin pour permettre de réduire les douleurs engendrées par l'acte technique. Comme nous l'avons vu plus haut, c'est souvent la répétition qui devient intolérable. C'est le cas des ponctions veineuses par exemple, qui parfois sont faites tous les jours voire plusieurs fois par jour. Tout d'abord il convient de discuter la nécessité d'une telle fréquence. Si ce rythme est nécessaire, il est préférable d'utiliser au préalable la crème EMLA® et de prévoir plusieurs sites de prélèvement (ou le « sucre doux » chez les tout-petits). Il faut utiliser des aiguilles les plus fines possibles. Il convient également de bien expliquer au malade la nécessité de ce soin. L'installation de la personne doit être la plus confortable possible. La pose du garrot peut faire l'objet d'inconfort. Donc il convient de ne pas trop le serrer, indépendamment de la lyse globulaire que cela peut entraîner. Pourquoi ne pas le placer sur la manche de la chemise pour éviter qu'il ne pince la peau surtout lorsque cette dernière est fragilisée (enfants, personnes âgées…). Bien entendu il est préférable de ne pas chercher la veine avec l'aiguille, cela étant très inconfortable voire douloureux. Il vaut mieux parfois repiquer, que de chercher à rattraper une veine. Donc il est recommandé de bien repérer sa veine avant de piquer et de bien la maintenir au moment de franchir la barrière cutanée. Cela peut paraître évident mais le faisons-nous toujours ? N'avons-nous pas tendance à minimiser ce que peuvent induire nos soins ?

Autre exemple : les injections sous-cutanées de Morphine. Pour éviter de piquer toutes les quatre heures nos malades nous pouvons mettre en place une aiguille à ailette (type Butterfly®)

sous un pansement adhésif transparent (type Opsite®) que nous pouvons laisser en place 24 à 48 heures s'il n'y a pas de problème au niveau du site.

Pour les pansements lourds et susceptibles d'être douloureux, il convient de s'assurer d'une prescription d'antalgiques morphiniques une heure avant la réalisation de ceux-ci pour limiter le ressenti des douleurs par le patient. Le mélange équimoléculaire oxygène protoxyde d'azote (MEOPA) peut être utilisé durant le soin. Mieux vaut prévenir au maximum les douleurs engendrées par la réalisation d'un pansement plutôt que de donner des antalgiques ensuite. Le malade sera d'autant plus coopérant s'il sait que ses douleurs seront limitées. En revanche il risque de l'être moins s'il a une expérience très désagréable d'un premier pansement. De plus il faut aussi ajouter que la précision des gestes et la douceur sont de rigueur pour l'infirmier. On peut ajouter à l'utilisation d'antalgiques, des techniques de relaxation (sophrologie, respiration...) avant le soin et pendant celui-ci des techniques de décentration visant à détourner l'attention du sujet de son soin et/ou de ses douleurs (le faire parler de ce qu'il aime, musique...).

Nous pouvons trouver de nombreux autres exemples mais la démarche reste la même.

L'idée est de privilégier le confort du malade et d'éviter de surajouter des douleurs aux malades. Il existe des tas de « petites recettes » pour chaque soin, dont seuls les infirmiers ont le secret. Celles-ci s'inscrivent dans une prise en charge globale des patients et se réfèrent à une réflexion individuelle et collective sur la qualité des soins. Il est important que ces savoir-faire se transmettent entre professionnels.

5.2. Prévention des douleurs induites par les soins du rôle propre infirmier

Ce sont les soins à l'initiative de l'infirmier : soins d'hygiène, soins de maintien et de confort. C'est aussi dans cette rubrique que nous trouvons les gestes visant à limiter les douleurs induites par les soins et notamment ceux du rôle sur prescription. Ils s'ajoutent à toutes les mesures énoncées précédemment. Ils complètent l'arsenal par des mesures de confort.

5.2.1. Bien installer le patient et le soignant

Nous voulons parler, par exemple, de l'installation confortable d'un malade au lit ou dans un fauteuil. En effet, un patient douloureux doit être installé de manière à ne pas surajouter de douleurs. Le fait d'allonger le corps ne suffit pas en soi, il faut en plus utiliser des coussins pour le caler et protéger les parties saillantes contre les escarres. Les oreillers permettent de positionner la tête et de favoriser la ventilation en mettant le patient en légère position demi-assise. Ainsi l'abdomen n'est pas comprimé (par exemple chez l'opéré abdominal). Le positionnement peut également prévenir les rétractions ostéo-tendineuses, qui à la longue deviennent douloureuses. Il faut par ailleurs installer l'environnement de manière à ce que la personne puisse avoir tout à portée de main.

5.2.2. Mobiliser régulièrement le patient, dans une réflexion sur le geste prévu

Chez le malade alité, il convient de le mobiliser régulièrement pour prévenir la survenue d'escarre. Cependant, dans certains cas, ces changements de position sont algogènes. Et c'est là que l'on constate que certains soins du rôle propre ne sont pas dénués d'effets secondaires. On peut ajouter d'ailleurs les toilettes au lit, les réfections de lit, qui dans certaines circonstances peuvent être vécues comme de véritables tortures (en post interventionnel, malade en fin de vie, personne âgée dépendante, pathologies invalidantes...). Il est souhaitable d'intervenir à deux soignants quand c'est possible (un centré sur le contact et l'autre sur le soin) et d'user d'un maximum de douceur. Le malade doit être retourné d'un bloc et sans à-coups. Des temps de pause doivent apparaître dans le soin pour que le malade récupère. Pour qu'il coopère à ces gestes, il est préférable de l'avertir avant et, dans la mesure du possible, de le faire participer. Il faut aussi apprendre à entendre les plaintes du malade et surtout en tenir compte. La mise au fauteuil peut générer des douleurs : nous devons procéder à deux si possible ou utiliser des appareils de levage (ils peuvent engendrer des douleurs s'ils sont mal utilisés), éviter les à-coups et installer confortablement le malade avec des coussins sous les points d'appui. Le malade doit être en confiance afin qu'il ne lutte pas, se raidisse et se déclenche des douleurs. Il est intéressant de terminer le soin par un moment agréable pour le patient comme par exemple mettre de la crème sur le visage ou sur les mains ou encore un toucher relaxant.

Nous pourrions aussi évoquer les douches, les bains et bien d'autres soins...

LE RÔLE INFIRMIER ET LES SOINS : DES RÔLES MULTIPLES SUCCESSIFS

Si nous avons volontairement choisi, pour des raisons didactiques, de faire le distinguo entre rôle propre et rôle sur prescription, la réalité infirmière est bien différente. En effet, dans la pratique courante, on assiste à une succession des soins des deux rôles et parfois ces rôles se mélangent et se complètent. Dans le domaine de la prise en charge de la douleur, les actions se succèdent, la finalité étant de diminuer le plus possible la perception algique du malade, que les douleurs soient liées aux pathologies ou qu'elles soient provoquées par les soins. Cette démarche s'inscrit dans une recherche permanente de qualité. Mais pour la réussite d'un tel projet, tous les acteurs de soins doivent se fédérer autour du même objectif : le confort et le bien-être du malade.

6 EN CONCLUSION

Les douleurs induites par les soins doivent être réduites par les soignants, voire évitées. Une réflexion individuelle et / ou d'équipe doit permettre aux soignants de réfléchir sur les circonstances de survenue de ce type de douleurs. Ces réflexions portent sur différents axes : le soignant, les soins, le malade, l'environnement... où l'aide-soignant aura aussi sa place, comme l'équipe médicale.

À tout moment, l'infirmier doit se questionner sur le caractère douloureux du soin, l'opportunité de celui-ci, les bénéfices pour le malade, le meilleur moment pour le réaliser.

La réflexion doit ainsi conduire le professionnel à s'interroger sur « faire des soins » et « prendre soin ». C'est cette idée du « prendre soin » qui conduit naturellement le soignant à s'interroger sur ses pratiques infirmières et à les adapter au mieux.

Chapitre 13

LES PROTOCOLES INFIRMIERS DANS LA PRISE EN SOINS DE LA DOULEUR

La prise en soins infirmiers dans le domaine de la douleur passe notamment par l'élaboration, l'évaluation et le suivi de protocoles de soins. Cette démarche est essentielle, au coeur de l'exercice de soins infirmiers, permettant de définir son rôle en s'appuyant sur des compétences spécifiques et reconnues.

Nous donnerons ici quelques exemples de protocoles élaborés dans nos services, les bases théoriques ainsi que la démarche qui a permis de les élaborer. Il s'agit ici d'exemples, à adapter à chaque service, à améliorer régulièrement, ces propositions n'ayant pas la prétention de servir de modèles.

Les références professionnelles

« L'infirmier ou l'infirmière est habilité à entreprendre et à adapter les traitements antalgiques, dans le cadre des protocoles préétablis, écrits, datés et signés par un médecin. Le protocole est intégré dans le dossier de soins infirmiers. »

- **Code de la Santé publique (Nouvelle partie Réglementaire), première partie**

Protection générale de la santé : Article R1112-2 Article R1112-45 Article R1112-47 Article R1112-48 Article R1112-1 Article R1123-1 Article D1123-9 Article R1211-32 Article R1211-38 Article R1211-41 Article R1221-30 Article R1222-18 Article R1222-19

- **Art. R43.11-8 du code de la Santé publique**

EXEMPLE

Thème : Administration d'antalgiques par l'infirmier avant prescription médicale

« Protocole d'antalgique en pédiatrie pour les enfants de moins de 2 ans ». (Algorithme)

AVEZ-VOUS MAL ?

NON **OUI**

1. Recours immédiat au médecin ?

2. EVA, Évaluation visuelle analogique, de 0 à 100. Noter le résultat dans le dossier de soins Si cotation impossible

EVA > 3

Mais
- C.I antalgiques
- P.O impossible ou contre-indiquée
- Patient < 40 kg : avis médical sur la dose
- Allergie connue à l'antalgique prévue : avis médical
- Prise antérieure de médicaments, posologies et horaires de la dernière prise
- C.I spécifique à l'antalgique prévu : interaction, pathologie...

OUI → Recours à un médecin

EVA entre 3 et 5

Médicament palier I Dafalgan® 2 cp P.O

Médicament de palier II : Dafalgan codeiné® 2 cp P.O

- 30 mn à 1h : Évaluation de la douleur
- Appel du médecin obligatoire : pour info ou en cas d'inefficacité

1 LE PROTOCOLE DE SOINS INFIRMIERS : DÉFINITION, BASES THÉORIQUES ET IMPORTANCE DANS LA PRATIQUE

Le protocole de soins décrit les techniques et les procédures que l'infirmier applique dans certaines situations de soins. Cette description guide l'exécution des prestations et contribue à leur qualité. Il peut être d'ordre préventif, thérapeutique et/ou éducatif. Un protocole de soins est élaboré selon une méthodologie précise et sert de guide pour l'application des procédures de soins. Il peut être présenté sous forme synthétique et est centré sur une cible (population).

Le protocole se distingue de la prescription médicale en ce qu'il trouve application à une pluralité de patients*. Au contraire, la prescription médicale est obligatoirement individuelle. Selon le ministère chargé de la Santé,* ***« les protocoles de soins constituent le descriptif de techniques à appliquer et/ou des consignes à observer dans certaines situations de soins ou lors de la réalisation d'un soin. Ils permettent notamment aux infirmiers d'intervenir sans délai [...] et d'utiliser des procédures reconnues pour leur efficacité »*** *(Ministère de la Santé, de la Famille et des personnes handicapées, Guide pour la mise en place d'un programme de lutte contre la douleur dans les établissements de santé, mai 2002, fiche 3 : « le traitement médicamenteux de la douleur »). Les protocoles sont considérés comme* ***« des prescriptions anticipées ou des conduites à tenir »*** *(id.) Ils sont constitutifs d'une prescription médicale et, à ce titre, doivent être validés par un médecin. Lorsque l'infirmier met en œuvre un protocole, il doit obligatoirement informer le médecin de son initiative et la consigner dans le dossier de soins (Circulaire DGS/DH/DAS n° 99-84 du 11 février 1999, relative à la mise en place de protocoles de prise en charge de la douleur aiguë par les équipes pluridisciplinaires médicales et soignantes des établissements de santé et des institutions médico-sociales).*

1.1. Textes législatifs et circulaires relatifs aux protocoles de soins infirmiers dans la douleur

▶ **L'élaboration des protocoles** : elle s'appuie sur l'article R43-11-14 du décret n°2004-802 du 29 juillet 2004 relatif aux actes professionnels et à l'exercice de la profession d'infirmier qui « habilite, après avoir reconnu une situation comme relevant de l'urgence, à mettre en œuvre des protocoles de soins d'urgences préalablement écrits, datés et signés par le médecin responsable... , l'infirmier décide des gestes à pratiquer en attendant que puisse intervenir un médecin ».

▶ Dans la douleur, les protocoles de soins sont[1] :

• Élaborés conjointement par les personnels médicaux et infirmiers impliqués dans leur mise en œuvre, avec, si besoin, l'aide de médecins expérimentés dans la prise en charge de la douleur,

• Validés par l'ensemble de l'équipe médicale, par le pharmacien hospitalier, et par le directeur du service de soins,

• Obligatoirement datés et signés par le médecin responsable et le cadre de santé du service,

• Diffusés à l'ensemble du personnel médical et non médical du service, au directeur d'établissement, au directeur de soins et au pharmacien,

• Remis à chaque nouveau personnel dès son arrivée,

• Accessibles en permanence dans le service : placés dans un classeur identifié, affichés,

• Évalués et réajustés et dans ce cas redatés et signés,

• Revus obligatoirement au moins une fois par an,

• Revalidés systématiquement à chaque changement de l'un des signataires et rediffusés.

Le protocole doit annoncer explicitement, d'une part, qu'il peut être mis en œuvre à l'initiative de l'infirmier (dans ce cas, il doit préciser les critères sur lesquels l'infirmier doit fonder sa décision d'intervention) et, d'autre part, il doit indiquer précisément les conditions dans lesquelles cette initiative de l'infirmier est autorisée.

Les protocoles s'intègrent dans l'organisation du service et sont élaborés en équipe.

Pour chaque individu, l'évaluation est faite avec la même échelle, soit l'EVA, soit l'EN, soit l'EVS, par l'ensemble de l'équipe médicale et soignante. Le résultat de cette évaluation fait l'objet d'une transmission écrite régulière sur les 24 heures.

---

1. Circulaire DGS/ DH / DAS N°99/84 du 11 février 1999 relative à la mise en place de protocoles de prise en charge de la douleur aiguë par les équipes pluridisciplinaires médicales et soignantes des établissements de santé et institutions médico-sociales.

1.2. Démystifier le mot « protocole » !

Le protocole doit être une aide à la pratique de soins, en aucun cas une contrainte inutile.

Un protocole infirmier dans la douleur devra remplir l'une au moins des actions suivantes :

1. Aider à la décision
2. Aider dans le soulagement de la douleur
3. Ne pas attendre la présence médicale
4. Ne pas dépendre de la disponibilité médicale
5. Fournir un cadre législatif
6. Affirme un professionnalisme et une rigueur
7. Résoudre un problème quotidien
8. Permet la continuité de la prise en charge 24 h /24 h, de jour comme de nuit
9. Prise en charge de la douleur en temps réel
10. Prise en charge de la douleur anticipée du patient grâce à une réflexion collective menée au moment de l'élaboration du protocole

Il doit être simple à réaliser et sa présentation peut être résumée en algorithme. La procédure d'élaboration s'appuie sur une méthodologie qui de plus est participative et consensuelle. L'étape de validation doit rester un temps de rigueur : chef de service, pharmacien, médecin de la douleur, direction des soins. Ceci afin d'éviter une déviance induite par une simplification extrême qui entraînerait une interprétation personnelle au moment de la mise en pratique.

2 LA DÉMARCHE PRATIQUE DE MISE EN PLACE D'UN PROTOCOLE DE SOINS INFIRMIERS

Les différentes étapes de mise en place d'un protocole de soins infirmiers (PSI)

Identifier la situation

▼

Analyser la situation de soins

▼

Définir la cible

▼

Fixer les objectifs du protocole

▼

Répertorier les ressources

▼

Mettre en place des conditions favorables

▼

Élaborer le protocole

▼

Valider le protocole

▼

Diffuser le protocole

CECI NE SE FAIT JAMAIS SEUL !!!

2.1. identifier la situation

C'est un problème récurrent que l'on souhaite résoudre. Cette étape ne doit pas être banalisée, car exprimer par écrit un problème contribue souvent à sa résolution. L'identification du problème doit se faire de façon collective car le problème soulevé par une personne ne l'est pas forcément par les autres.

Ex : Lors d'un soin douloureux, la prescription et l'administration d'antalgiques peuvent être correctes mais le délai d'action du produit non respecté, ce qui aboutit à l'échec de la thérapeutique antalgique. (Pose de cathéter court, pansement.)

2.2. Analyser la situation de soins

Quelles sont les pratiques dans le service vis-à-vis de ce problème ? Décrire la situation de soins permet de mieux identifier le problème. Le groupe, après avoir décrit la situation de soins, pourra compléter cette description par un constat de solutions apportées par certains soignants qui ont déjà peut-être trouvé individuellement des solutions qui méritent d'être généralisées.

Ex : Pour décoller un pansement douloureux, certains humidifient, d'autres réalisent un trempage permettant le retrait plus facile du pansement.

2.3. Définir la cible

Lorsque la situation de soins est définie, on s'aperçoit qu'elle concerne soit un type de pathologie spécifique au service (la colique néphrétique), soit un type de soin (la ponction veineuse), soit un type de population (les vieillards...).

2.4. Fixer les objectifs du protocole

Une fois que cette phase de description et de mise à plat est effectuée, que certains axes d'amélioration sont sélectionnés, on se fixe des objectifs. Dans la mesure du possible, les objectifs doivent être en conformité avec la philosophie du service et avec le projet de soins infirmiers, mais une situation globalement problématique (par exemple la douleur du nouveau-né) peut impliquer de trop nombreux objectifs et rendre un PSI irréalisable. Le PSI concerne des soins curatifs, éducatifs... L'objectif doit être simple, doit contribuer à améliorer les choses sans prétendre résoudre l'ensemble du problème.

Ex : Il paraît difficile de supprimer totalement toute douleur chez le nouveau-né. L'objectif du PSI pourrait se limiter à améliorer la prise en charge de la douleur du nouveau-né lors de la ponction veineuse.

2.5. Évaluer le répertoire des ressources

Les ressources sont humaines ou techniques et peuvent concerner le nombre de personnes, la disponibilité, le matériel, l'environnement informatique disponible, le budget... Le PSI doit concerner un maximum de personnes : il est illusoire d'améliorer un problème si une ou deux personnes seulement sont concernées. Le problème et son libellé doivent être consensuels.

Les ressources peuvent être internes au service ou extérieures : aide de l'Unité Douleur, des différents intervenants de la formation pour les référents douleur, des cadres experts... Les contraintes matérielles doivent être bien définies : temps, compétences, disponibilité...

2.6. Mettre en place des conditions favorables à l'élaboration du PSI

La constitution d'un groupe de travail dans un service consiste à regrouper les personnes intéressées du service. Ce groupe peut inclure des personnes extérieures : autres référents, invitation d'experts, etc. Ce groupe doit être reconnu et accepté par les autres soignants qui doivent être informés régulièrement de l'évolution du travail. À l'intérieur du groupe, les tâches seront clairement réparties et les rôles de chacun définis.

Des groupes de travail transversaux (entre différents services) peuvent également être constitués.

Les circonstances d'élaboration du protocole qui ont amené à la constitution du groupe de travail peuvent être diverses : des textes de lois, la volonté du chef de service et/ou de l'équipe, la demande des patients, la confrontation de l'équipe aux plaintes de patients...

2.7. Enfin, élaborer le protocole !

La rédaction du PSI repose sur des références bibliographiques (comment fait-on ailleurs ?, quelles sont les pratiques existantes, les similitudes, les divergences...)

Il permet d'établir un langage commun, et fixe les pratiques. Il peut être révisé dans le temps et selon l'évolution du problème. Pour permettre les explications ou les réévaluations ultérieures, il est important que le PSI comporte également les modalités d'organisation : date et lieux de réalisation, noms et qualifications des personnes ayant participé.

La rédaction est une étape importante car elle influence la lisibilité, donc la faisabilité et l'application future du PSI. Elle doit être claire et concise et s'efforcer d'éviter la rédaction de documents trop longs.

2.8. Valider le PSI

La validité du contenu est appréciée par un groupe d'experts. Ces experts sont internes (chef de service, le cadre supérieur infirmier) et externes (Unité Douleur, DSSI, spécialistes associés selon les pathologies). La validation finale est la décision d'un jury d'experts reconnaissant le bien-fondé du PSI pour améliorer la pratique quotidienne.

2.9. Diffuser le protocole

Le document final doit être présenté aux soignants du service au cours d'une réunion spécifique (réunion de service, staff, conseil de service…) et adressé à la DSSI.

À l'extérieur, il peut être présenté aux instances intéressées : commission douleur, commission locale des soins infirmiers, CLUD afin de partager l'expérience de façon transversale.

2.10. Exemple d'un protocole : infiltration

2.10.1. Introduction

Nous constatons que les infiltrations épidurales, intradurales et articulaires sont réalisées très souvent sans la pose d'anesthésique local.

Pourquoi la pose d'un anesthésique local n'est-elle pas réalisée ?

- Par manque de communication entre médecins et infirmières.
- Par manque d'organisation puisqu'il faut prévoir un temps de pose d'au moins une heure.
- Par manque de considération par rapport à l'efficacité de l'EMLA sur la douleur liée aux infiltrations.

Il n'y a pas eu d'étude faite pour évaluer l'efficacité de la crème EMLA sur les douleurs induites par les infiltrations chez l'adulte.

Quel est l'intérêt de l'utilisation de la crème EMLA ?

- Diminution de la douleur lors de l'introduction de l'aiguille dans le derme et l'épiderme.
- Diminution de la réaction de défense en hyperlordose, ce qui facilite et sécurise la réalisation du geste.
- Amélioration du vécu et de la qualité du soin à titre psychologique.

À partir de tout ces éléments un protocole infiltration / crème EMLA sera mis en place afin d'améliorer la prise en charge de la douleur.

2.10.2. Présentation du protocole

Le protocole infiltration / crème EMLA doit permettre la réalisation des deux objectifs suivants :

- Chaque patient doit bénéficier avant infiltration épidurale, intradurale et articulaire de la pose de la crème EMLA dans les conditions optimales (respect du temps de pose) afin d'améliorer la prise en charge de la douleur.
- Une évaluation de la satisfaction des patients sur la prise en charge de la douleur lors des infiltrations est réalisée.

Protocole infiltration / EMLA

Par le médecin

Information du patient sur le déroulement du soin.
Préciser la date et l'heure approximative du soin.

▼

Par le médecin

Repère du point d'infiltration avec feutre.

▼

Par le médecin

Prescrire : type et heure de l'infiltration
La pose de l'anesthésique local.

▼

Par l'infirmier

Poser l'anesthésique local.
Noter l'horaire de la pose sur le pansement et le dossier du patient.

▼

Par l'infirmier

Remplir le tableau au verso sur l'efficacité.

⚠ LA POSE DOIT AVOIR LIEU UNE HEURE AU MOINS AVANT LE GESTE. L'INFILTRATION DOIT ÊTRE RÉALISÉE AU MAXIMUM DANS LES 4 HEURES QUI SUIVENT LA POSE DE L'EMLA.

Validation du Chef de service — Date

2.10.3. Cadre d'application du protocole

▶ Les critères d'inclusion

• *Public concerné :*

Toute personne bénéficiant d'une infiltration épidurale, intradurale ou articulaire.

Sur le secteur d'hospitalisation traditionnelle et de semaine.

• *Durée de l'étude :*

Un an à partir de ....

▶ Déroulement et modalités

• Remplir une fiche par patient, recto par l'interne et verso par l'infirmière.

• Respecter les consignes données sur le protocole.

• Déposer la feuille protocole infiltration EMLA à la sortie du patient dans le bac prévu à cet effet (avec la collaboration de la secrétaire hospitalière).

• Exploiter les résultats obtenus.

2.10.4. Exemple de fiche patient

Nom du patient

PRESCRIPTION DE LA CRÈME EMLA

1re Infiltration :	
nom et signature du prescripteur :	Date : Heure de pose : Posologie :

2e Infiltration :	
nom et signature du prescripteur :	Date : Heure de pose : Posologie :

3e Infiltration :	
nom et signature du prescripteur :	Date : Heure de pose : Posologie :

EFFICACITÉ

Type Infiltration	Heure de pose	Heure d'infiltration	Cotation EVA (juste après le geste)	Très satisfait TS Satisfait S Peu satisfait PS Non satisfait NS

3 LA VALIDATION DU PROTOCOLE

La validation du protocole par le corps médical lui donne une valeur de prescription.

Cette validation par le monde extérieur au service met également en valeur la capacité d'analyse de l'équipe.

3.1. Intérêt et impact de la validation d'un PSI

Le PSI instaure une dynamique de groupe au travers de la méthodologie de travail. Il induit consensus et réflexion d'équipe. Il réinterroge les pratiques et permet les échanges sur les valeurs et la notion d'équipe pluridisciplinaire. Il ouvre sur d'autres pratiques.

3.2. Organisation du travail et démarche qualité

Un des premiers impacts du protocole de soins est un renforcement de l'autonomie et donc un changement de comportement professionnel.

L'autonomie, c'est aussi la possibilité d'anticiper et de réajuster en temps réel par l'utilisation du protocole. C'est aussi améliorer la coordination entre les différents professionnels et développer la communication.

Ex : L'utilisation de la crème EMLA conduit à l'anticipation des soins en tenant compte du temps de pose pour une meilleure efficacité du produit.

L'utilisation du MEOPA® pour une séance de kinésithérapie nécessite la coordination des différents professionnels.

S'ouvrir sur d'autres pratiques amène les soignants à tenir compte des prérogatives des différents professionnels. L'organisation d'une journée de patient doit tenir compte de ce fait.

Ex : un psychologue prescrit une séance d'hypnose pour un patient douloureux. Cette séance ne peut se passer que dans un local aménagé à cet effet. L'infirmier tient compte de cette prérogative.

La réflexion nécessaire à l'élaboration des protocoles sur la prise en charge de la douleur a permis aux différents professionnels de réfléchir sur leurs représentations, et de mener des études approfondies sur des thèmes particuliers (utilisation des morphiniques, d'échelles d'évaluation.....).

4 EN CONCLUSION

La mise en place de protocoles dans un service a pour effet de contribuer à l'amélioration de la qualité des soins mais aussi de la qualité de la prise en charge pluridisciplinaire. Une démarche maintenant indispensable dans tout service. La démarche qualité mise en place a initié l'évaluation des pratiques. Cette méthodologie reconnue, rigoureuse accompagne l'évolution médicale scientifique et met à distance une pratique empirique. La mise en place d'un protocole contribue à la lisibilité dans le temps et à la pérennisation de la prise en charge de la douleur par l'ensemble de l'équipe soignante. Elle définit aussi le rôle et la légitimité de chacun dans la prise en charge pluridisciplinaire, indispensable au confort et au bien-être du malade.

Chapitre 14

LES STRUCTURES DE PRISE EN CHARGE DE LA DOULEUR DANS LE SYSTÈME DE SOINS FRANÇAIS

La prise en charge de la douleur, comme symptôme spécifique, est le fruit d'une longue histoire, d'engagements personnels de médecins précurseurs issus de différentes spécialités médicales, au premier plan l'anesthésie mais aussi la physiologie, la neurologie, la rhumatologie... Il est important de savoir quelles sont les structures qui peuvent aider ou prendre en charge la douleur dans le système de soins actuel.

1 HISTORIQUE DES STRUCTURES DE LA DOULEUR : QUELQUES DATES REPÈRES

1947

Création de la première unité pluridisciplinaire de la douleur aux USA par J-J BONICA, fondateur de l'IASP (International Association for the Study of Pain).

1975/1980

Premières consultations officieuses de la douleur à Montpellier, Strasbourg, Paris (Hôpital St–Antoine, Cochin, Beaujon).

1986

Première publication officielle du ministère de la Santé sur le thème de la douleur et des soins palliatifs sous la forme d'un fascicule : « Soulager la souffrance, soigner et accompagner jusqu'au bout » .

1991

Rapport de la Direction générale de la santé : « La douleur chronique, les structures spécialisées dans son traitement ».

1992

Enseignement obligatoire sur la douleur et les soins palliatifs dans les écoles d'infirmières.

Premiers diplômes universitaires : DU d'évaluation et de traitement de la douleur.

Modifications réglementaires des règles de prescription des opioïdes.

La douleur et les soins palliatifs sont sujets de priorité de formation médicale continue (FMC).

1994

Rapport sur la santé par le haut comité de la santé publique stipulant comme objectif : de « diminuer de moitié la douleur du cancer et post-opératoire en 2000 ».

Mise en place d'une commission sénatoriale et publication du rapport de cette commission :
« Prendre en charge la douleur » par L. Neuwirth.

1995

Modification de la loi hospitalière avec inscription réglementaire de l'organisation de la prise en charge de la douleur dans les projets d'établissements

Publication de la charte du patient hospitalisé : « tout établissement doit se doter des moyens propres à prendre en charge la douleur des patients qu'il accueille et intégrer ces moyens dans son projet d'établissement » en application de la loi n° 95/116 du 4/2/1995.

Modification du Code de déontologie médicale : Obligation pour les médecins de soulager les souffrances en toutes circonstances et d'accompagner les mourants (décret n°96-1000 du 6/9/199).

1996

Mise en place d'un diplôme officiel médical : capacité nationale pour la prise en charge de la douleur.

1998

Identification des structures de prise en charge de la douleur chronique rebelle.

Publication des textes fondateurs des CLUD par le Collège National des Médecins de la Douleur (CNMD).

Premier plan triennal 1998-2000 de lutte contre la douleur.

2002-2005 : deuxième plan triennal sur la douleur avec cinq objectifs

- Associer les usagers par une meilleure information
- Améliorer l'accès du patient souffrant de douleurs chroniques rebelles à des structures spécialisées
- Améliorer l'information et la formation des personnels de santé
- Amener les établissements de santé à s'engager dans un programme de prise en charge de la douleur
- Renforcer le rôle infirmier notamment dans la prise en charge de la douleur provoquée

2006-2010 : Plan d'amélioration de la prise en charge de la douleur

2 LES CETD : CENTRES D'ÉTUDE ET DE TRAITEMENT DE LA DOULEUR

Ce sont les centres multidisciplinaires de la douleur, organisés selon 3 niveaux de complexité : les consultations, les unités et les centres (circulaire DGS/DH n° 98-47 du 4 février 1998).

On dénombrait en mai 2001 :

- 26 consultations
- 43 unités
- 23 centres de la douleur pour plus de 4 500 établissements de soins

LES STRUCTURES DOULEUR EN FRANCE :

▶ **La consultation** : consultations pluridisciplinaires organisées dans l'établissement. Dans cette structure il n'existe pas de participation infirmière le plus souvent.

▶ **L'unité** : l'équipe dispose également de lits dédiés et l'équipe est renforcée avec mise à disposition de moyens spécifiques.

▶ **Le centre** : la structure est intégrée dans une équipe hospitalo-universitaire avec 3 missions : soins, recherche, enseignement

3 LES CLUD : COMITÉS DE LUTTE CONTRE LA DOULEUR

Chaque établissement de soin doit maintenant se doter d'un comité de lutte contre la douleur, le CLUD. Ce comité aura la charge d'évaluer les besoins en soins, protocoles spécifiques, formation des personnels dans l'établissement.

Le CLUD est une structure transversale où l'on retrouve

- les membres de la structure douleur et de la structure de soins palliatifs de l'établissement si ces structures existent
- les membres de la direction de l'établissement
- des personnels médicaux et personnels soignants issus des différents services de l'établissement. En particulier on retrouvera les personnels soignants référents de la douleur dans les différents services.

Déja paru dans la même collection :

- « Calcul de doses »
  Marie-Christine CLUGNET

- « Le toucher dans la relation soignant-soigné »
  France BONNETON-TABARIÉS et Anne LAMBERT-LIBERT

Achevé d'imprimer en novembre 2006
sur les presses de LEGOPRINT S.P.A.